中医教·学经典备课笔记

金匮方解

张谷才　原著

王忠山　审校

上海科学技术出版社

内 容 提 要

本书原为南京中医药大学金匮教研室首任主任张谷才编写的未刊本《续编实用金匮教学参考资料》，现经整理刊出。本书主要是针对《金匮要略》中的方剂，从方剂的组成、用法、功用、主治、方解，以及古代应用、现代应用等方面进行论述。这对于理解语句简略的《金匮要略》医理、开拓临床思维大有裨益。另外，作者根据其多年的教学、临床经验，从《金匮要略》方剂的组成、主治等出发，以七言诗歌体例编成汤头歌诀，每首方歌诀后从药味的配伍、功用等方面加以注解，便于学习《金匮要略》者背诵及临床使用。

图书在版编目（CIP）数据

金匮方解 / 张谷才原著 ； 王忠山审校. -- 上海 ：
上海科学技术出版社，2023.1（2024.9 重印）
（中医教·学经典备课笔记）
ISBN 978-7-5478-6040-3

Ⅰ．①金… Ⅱ．①张… ②王… Ⅲ．①《金匮要略方论》－注释 Ⅳ．①R222.32

中国版本图书馆CIP数据核字（2022）第237702号

金匮方解

张谷才　原著

王忠山　审校

上海世纪出版（集团）有限公司
上海科学技术出版社　出版、发行
（上海市闵行区号景路 159 弄 A 座 9F‐10F）
邮政编码 201101　　www.sstp.cn
上海光扬印务有限公司印刷
开本 787×1092　1/16　印张 14
字数 200 千字
2023 年 1 月第 1 版　2024 年 9 月第 2 次印刷
ISBN 978‐7‐5478‐6040‐3/R·2685
定价：50.00 元

编者话 ▶

　　《金匮方解》是根据现代方剂学的体例而编写的,内容分为组成、用法、功效、方解、古代应用、现代应用等部分。为了保持《金匮要略》方剂的特点,仍然以原书篇次顺序编写,没有采用方剂功效分类的方法去编写,所以有的方剂难免重复出现,但其组成与治法虽然相同,而其功效、主治、方解和应用却有所不同。

　　方剂的组成与用法是依照方剂的原文而编写的,基本保持原貌。功效是按照主治功用而写的,简明实用。主治基本上是以原文为主,但是过于简略的条文,略有补充。方解的编写是以解释原文精神为特点,对于病机、证状、治法、药物的配伍、功效,一一进行详细分析,与一般方剂学的方解完全不同。

　　方剂的应用分为古代应用和现代应用两部分。古代应用是根据古代文献记载,按年份顺序编排的,使学习者了解到各方剂于古代名医是如何应用的。现代应用是根据近代文献杂志的报道,从主治、证状、来源而编写的,使学习者一目了然,知道此方现在的应用情况,可作为临床应用的参考。

　　《金匮方解》的编写特点是放在古代应用和现代应用方面。学习者通过本书的学习可了解到《金匮要略》方剂古今的实用价值,这样对于学习和研究《金匮要略》方剂者,有很大的参考作用。

学习《金匮要略》的方法,最重要的是读熟和背诵经文,因为能背诵经文,才能记忆杂病的脉因证治,掌握和理解其基本精神实质,所以熟读经文是学习好《金匮要略》的关键。但是单靠能背诵经文,却不能记好方剂的组成功用主治,也不能学好《金匮要略》。因为只记得杂病的脉因证治,却不能记忆方剂药物,也不能达到辨证论治的目的,所以要学习好《金匮要略》,必须记好方剂的组成、功用、主治。因此特根据《金匮》中的方剂,从其组成、功用、主治,编写成《金匮方歌》,并加以注解,以便学习《金匮要略》者阅读背诵和理解实用。

张谷才
1981 年

出版说明 ▶

　　张谷才 1921 年生,是南京中医药大学金匮教研室首任主任,从事金匮要略教学 40 年,是我国金匮要略学科最早的学术带头人,是享受国务院政府特殊津贴的全国著名中医专家。中央电视台于 2012 年"寻找最美乡村医生"大型公益活动曾专篇报道了张谷才的事迹:1991 年张谷才退休后,回到如皋老家开设中医门诊部,扎根农村 20 年,为穷困农民免费行医治疗。这 20 年间,张谷才治疗肿瘤、肝病等内伤杂症及妇幼疾病 6 万余例,把 200 多名重症患者从死亡线上拉了回来。而且,他一直恪守"有钱没钱照样看病"的诺言,不仅免收孤寡老人、特困农民、重症患者及残疾人诊疗费 30 多万元,还出资近 40 万元为村民修桥铺路,并捐出毕生积蓄,在村里自费兴建"济民博物馆"并免费向群众开放,传播中医养生保健知识。

　　故纸堆中寻旧宝,时常也能见奇珍。这位传奇老人不求名利,一生默默奉献,他曾编写了《金匮要略选读讲义》《仲景内科学》《肿瘤药物学》《杂病治验》等诸多著作,遗憾的是不少作品已难觅踪迹。南京中医药大学金匮教研室王忠山主任在整理旧资料时发现了一部约莫成书于20 世纪 80 年代的未刊著作——《续编实用金匮教学参考资料》,该书是张谷才数十年金匮教学、临证经验的总结。《金匮要略》素有"群方之首"的美称,以"分类简明,辨证切要,方药精练,经验可靠"为特点,得后世医家高度重视而被奉为圭臬,但因其文字古奥、语句简略、医理难懂,临床应用时常常让人无从下手,时常不得不用"以方测证"的方法。可见,对《金匮要略》方进行深入论述,包括其组成、用法、功用、主治、方解及古代应用、现代应用等方面的认识,这对于开拓理论和临床思维,提高临床应用金匮方治疗内外科杂病是很有必要的。张谷才编撰的这部《续编实用金匮教学参考资料》,其编写角度即是以方为轴,从"深解、善用"《金匮要略》方剂角度出发,并结合作者数十年金匮教学、临证经验,着重从临床应用角度对方剂进行深入阐释,还以七言诗歌体例编成汤头歌诀,深化对病机、治法、方证的认识,便于读者临床应用。

"好的书籍是最贵重的珍宝",值得被更多人看到。本次整理《续编实用金匮教学参考资料》,择书中方解、方歌部分,并改以《金匮方解》之名编入"中医教·学经典备课笔记"丛书而出版。除了以简体字版本呈现,并对原著中少数字词错误或体例不当之处给予一一修正,使质量更臻优良之外,基本上保持教参的原貌,如"证"与"症"基本不作修改,也不增加或发挥新的知识内容,以彰显原有特色。

"中医教·学经典备课笔记"是我社于 2017 年推出的一套丛书,各分册皆源于造诣精湛、颇孚众望的我国老一辈中医药学专家多年来的读书、备课笔记等所著成的教学参考资料,这批教参创国内中医药院校之先河,亦是此后各类、各版教材的重要参考,自整理再刊以来颇受好评。让"珠宝"不再挂灰蒙尘,原汁原味地再现我国老一代中医药大家的学术观点、教学经验,让中医经典著作薪火相传、焕发光彩,是"中医教·学经典备课笔记"丛书出版宗旨。

我们殷切希望各位读者在阅读本套丛书后,对不足之处给予批评、指点,也请给予我们鼓励与支持,我们将加倍努力整理、出版更多更好的名家读书、备课笔记,奉献给广大读者。

上海科学技术出版社

2022 年 11 月

目 录 ▶

痉湿暍篇 1
　一、瓜蒌桂枝汤 1
　二、葛根汤 2
　三、大承气汤 3
　四、麻黄加术汤 4
　五、麻黄杏仁薏苡甘草汤 5
　六、防己黄芪汤 6
　七、桂枝附子汤 7
　八、白术附子汤 7
　九、甘草附子汤 8
　十、白虎加人参汤 8
　十一、一物瓜蒂汤 9
百合狐惑阴阳毒篇 11
　一、百合地黄汤 11
　　附方1　百合知母汤方 12
　　附方2　滑石代赭汤方 12
　　附方3　百合鸡子汤方 13
　　附方4　百合洗方 13
　　附方5　瓜蒌牡蛎散方 13

　　　　附方6　百合滑石散方 ················· 13

　二、甘草泻心汤 ······························ 14

　三、苦参汤 ·································· 15

　四、雄黄熏方 ································ 15

　五、赤小豆当归散 ···························· 16

　六、升麻鳖甲汤 ······························ 16

疟疾篇 ·· 18

　一、鳖甲煎丸 ································ 18

　二、白虎加桂枝汤 ···························· 19

　三、蜀漆散 ·································· 20

　　　附方1　牡蛎汤 ·························· 20

　　　附方2　柴胡去半夏加瓜蒌汤 ·············· 21

　　　附方3　柴胡桂姜汤 ······················ 21

中风历节篇 ···································· 23

　一、侯氏黑散 ································ 23

　二、风引汤 ·································· 23

　三、防己地黄汤 ······························ 25

　四、头风摩散 ································ 26

　五、桂枝芍药知母汤 ·························· 26

　六、乌头汤 ·································· 27

　七、矾石汤 ·································· 28

　八、续命汤 ·································· 29

　九、三黄汤 ·································· 30

　十、术附汤 ·································· 30

　十一、崔氏八味丸 ···························· 31

　十二、越婢加术汤 ···························· 31

血痹虚劳篇 ···································· 32

　一、黄芪桂枝五物汤 ·························· 32

　二、桂枝龙骨牡蛎汤 ·························· 33

　三、天雄散 ·································· 34

　四、小建中汤 ································ 35

　五、黄芪建中汤 ······························ 37

　六、肾气丸 ·································· 38

七、薯蓣丸 ……………………………………… 40

　　八、酸枣仁汤 …………………………………… 41

　　九、大黄䗪虫丸 ………………………………… 41

　　　　附方1　炙甘草汤 …………………………… 43

　　　　附方2　獭肝散 ……………………………… 44

肺痿肺痈咳嗽上气篇 ………………………………… 45

　　一、甘草干姜汤 ………………………………… 45

　　二、射干麻黄汤 ………………………………… 46

　　三、皂荚丸 ……………………………………… 47

　　四、厚朴麻黄汤 ………………………………… 48

　　五、泽漆汤 ……………………………………… 49

　　六、麦门冬汤 …………………………………… 50

　　七、葶苈大枣泻肺汤 …………………………… 51

　　八、桔梗汤 ……………………………………… 52

　　九、越婢加半夏汤 ……………………………… 53

　　十、小青龙加石膏汤 …………………………… 54

　　　　附方1　炙甘草汤 …………………………… 55

　　　　附方2　甘草汤 ……………………………… 55

　　　　附方3　生姜甘草汤 ………………………… 55

　　　　附方4　桂枝去芍药加皂荚汤 ……………… 56

　　　　附方5　桔梗白散 …………………………… 56

　　　　附方6　苇茎汤 ……………………………… 56

奔豚气篇 ……………………………………………… 58

　　一、奔豚汤 ……………………………………… 58

　　二、桂枝加桂汤 ………………………………… 59

　　三、茯苓桂枝甘草大枣汤 ……………………… 60

胸痹心痛短气篇 ……………………………………… 61

　　一、瓜蒌薤白白酒汤 …………………………… 61

　　二、瓜蒌薤白半夏汤 …………………………… 61

　　三、枳实薤白桂枝汤 …………………………… 62

　　四、人参汤 ……………………………………… 63

　　五、茯苓杏仁甘草汤 …………………………… 64

　　六、橘枳姜汤 …………………………………… 64

七、薏苡附子散 ……………………………… 65

八、桂枝生姜枳实汤 ………………………… 65

九、乌头赤石脂丸 …………………………… 66

  附方 九痛丸 ……………………………… 66

腹满寒疝宿食篇 ……………………………… 68

一、厚朴七物汤 ……………………………… 68

二、附子粳米汤 ……………………………… 69

三、厚朴三物汤 ……………………………… 70

四、大柴胡汤 ………………………………… 71

五、大承气汤 ………………………………… 73

六、大建中汤 ………………………………… 73

七、大黄附子汤 ……………………………… 74

八、赤丸 ……………………………………… 75

九、大乌头煎 ………………………………… 76

十、当归生姜羊肉汤 ………………………… 76

十一、乌头桂枝汤 …………………………… 77

十二、瓜蒂散 ………………………………… 78

  附方1 柴胡桂枝汤方 …………………… 79

  附方2 走马汤 …………………………… 79

五脏风寒积聚篇 ……………………………… 80

一、旋覆花汤 ………………………………… 80

二、麻子仁丸 ………………………………… 80

三、甘草干姜苓术汤 ………………………… 81

痰饮咳嗽篇 …………………………………… 83

一、茯苓桂枝白术甘草汤 …………………… 83

二、肾气丸 …………………………………… 85

三、甘遂半夏汤 ……………………………… 85

四、十枣汤 …………………………………… 86

五、大青龙汤 ………………………………… 87

六、小青龙汤 ………………………………… 88

七、木防己汤、木防己去石膏加茯苓芒硝汤 … 90

八、泽泻汤 …………………………………… 91

九、厚朴大黄汤 ……………………………… 91

十、葶苈大枣泻肺汤 ················· 92

十一、小半夏汤 ················· 92

十二、己椒苈黄丸 ················· 93

十三、小半夏加茯苓汤 ················· 94

十四、五苓散 ················· 95

　　　附方　茯苓饮 ················· 96

十五、桂苓五味甘草汤 ················· 96

十六、苓甘五味姜辛汤 ················· 97

十七、桂苓五味甘草去桂加姜辛夏汤 ················· 97

十八、苓甘五味加姜辛半夏杏仁汤 ················· 98

十九、苓甘五味加姜辛半杏大黄汤 ················· 98

消渴小便不利篇 ················· 99

一、肾气丸 ················· 99

二、蒲灰散 ················· 100

三、滑石白鱼散 ················· 100

四、茯苓戎盐汤 ················· 101

五、猪苓汤 ················· 101

六、白虎加人参汤 ················· 102

七、五苓散 ················· 102

八、文蛤散 ················· 103

九、瓜蒌瞿麦丸 ················· 103

水气篇 ················· 104

一、越婢加术汤 ················· 104

二、越婢汤 ················· 105

三、防己黄芪汤 ················· 106

四、甘草麻黄汤 ················· 106

五、防己茯苓汤 ················· 107

六、麻黄附子汤 ················· 108

七、蒲灰散 ················· 109

八、黄芪芍药桂枝苦酒汤 ················· 109

九、桂枝加黄芪汤 ················· 110

十、桂枝去芍药加麻黄细辛附子汤 ················· 111

十一、枳术汤 ················· 111

十二、防己黄芪汤 ……………………………………… 112

黄疸篇 ……………………………………………………… 113

一、茵陈蒿汤 ………………………………………… 113

二、硝石矾石散 ……………………………………… 114

三、栀子大黄汤 ……………………………………… 115

四、桂枝加黄芪汤 …………………………………… 115

五、猪膏发煎 ………………………………………… 116

六、茵陈五苓散 ……………………………………… 116

七、大黄硝石汤 ……………………………………… 117

八、小半夏汤 ………………………………………… 118

九、小柴胡汤 ………………………………………… 119

十、小建中汤 ………………………………………… 119

附方 1　瓜蒂汤 ……………………………… 120

附方 2　麻黄醇酒汤 ………………………… 120

惊悸吐衄下血篇 ………………………………………… 121

一、桂枝救逆汤 ……………………………………… 121

二、半夏麻黄丸 ……………………………………… 122

三、柏叶汤 …………………………………………… 122

四、黄土汤 …………………………………………… 123

五、当归赤小豆汤 …………………………………… 125

六、泻心汤 …………………………………………… 125

呕吐哕下利篇 …………………………………………… 127

一、吴茱萸汤 ………………………………………… 127

二、半夏泻心汤 ……………………………………… 128

三、黄芩加半夏生姜汤 ……………………………… 129

四、小半夏汤 ………………………………………… 130

五、猪苓散 …………………………………………… 130

六、四逆汤 …………………………………………… 131

七、小柴胡汤 ………………………………………… 132

八、大半夏汤 ………………………………………… 133

九、大黄甘草汤 ……………………………………… 134

十、茯苓泽泻汤 ……………………………………… 135

十一、文蛤汤 ………………………………………… 136

十二、半夏干姜散 …………………………………………… 136

十三、生姜半夏汤 …………………………………………… 137

十四、橘皮汤 ………………………………………………… 138

十五、橘皮竹茹汤 …………………………………………… 139

十六、大承气汤 ……………………………………………… 140

十七、小承气汤 ……………………………………………… 140

十八、桃花汤 ………………………………………………… 141

十九、白头翁汤 ……………………………………………… 142

二十、栀子豉汤 ……………………………………………… 143

二十一、通脉四逆汤 ………………………………………… 144

二十二、诃黎勒散 …………………………………………… 144

　　　附方　黄芩汤 ………………………………………… 145

疮痈肠痈篇 …………………………………………………… 146

一、薏苡附子败酱散 ………………………………………… 146

二、大黄牡丹汤 ……………………………………………… 147

三、王不留行散 ……………………………………………… 148

四、排脓散 …………………………………………………… 149

五、排脓汤 …………………………………………………… 149

六、黄连粉 …………………………………………………… 150

转筋阴狐疝蛔虫篇 …………………………………………… 151

一、鸡屎白散 ………………………………………………… 151

二、蜘蛛散 …………………………………………………… 152

三、甘草粉蜜汤 ……………………………………………… 152

四、乌梅丸 …………………………………………………… 153

妇人妊娠篇 …………………………………………………… 155

一、桂枝茯苓丸 ……………………………………………… 155

二、胶艾汤 …………………………………………………… 157

三、当归芍药散 ……………………………………………… 158

四、干姜人参半夏丸 ………………………………………… 159

五、当归贝母苦参丸 ………………………………………… 160

六、葵子茯苓散 ……………………………………………… 161

七、当归散 …………………………………………………… 161

八、白术散 …………………………………………………… 162

妇人产后篇 ······ 164

　一、小柴胡汤 ······ 164

　二、大承气汤 ······ 165

　三、当归生姜羊肉汤 ······ 165

　四、枳实芍药散 ······ 166

　五、下瘀血汤 ······ 166

　六、阳旦汤（即桂枝汤）······ 167

　七、竹叶汤 ······ 168

　八、竹皮大丸 ······ 169

　九、白头翁加甘草阿胶汤 ······ 169

　　　附方1　三物黄芩汤 ······ 169

　　　附方2　当归建中汤 ······ 170

妇人杂病篇 ······ 171

　一、小柴胡汤 ······ 171

　二、半夏厚朴汤 ······ 172

　三、甘麦大枣汤 ······ 173

　四、温经汤 ······ 174

　五、土瓜根散 ······ 175

　六、旋覆花汤 ······ 176

　七、大黄甘遂汤 ······ 176

　八、抵当汤 ······ 177

　九、矾石丸 ······ 178

　十、红蓝花酒 ······ 179

　十一、当归芍药散 ······ 180

　十二、小建中汤 ······ 180

　十三、肾气丸 ······ 180

　十四、蛇床子散 ······ 181

　十五、狼牙汤 ······ 182

　十六、猪膏发煎 ······ 182

　十七、小儿疳虫蚀齿 ······ 183

　附录　金匮方歌 ······ 184

痉 湿 暍 篇

痉病太阳表虚证用瓜蒌桂枝汤,表实证用葛根汤,阳明热结证用大承气汤。

湿病寒湿在表用麻黄加术汤,风湿在表表实用麻黄杏仁薏苡甘草汤,风湿在表表虚用防己黄芪汤,风湿表阳虚用桂枝附子汤,风湿里阳虚用白术附子汤,风湿表里阳虚用甘草附子汤。

暍病暑在阳明用白虎加人参汤,暑湿在太阳用一物瓜蒂汤。

一、瓜蒌桂枝汤

【组成】 瓜蒌根二两 桂枝三两(去皮) 芍药三两 甘草二两(炙) 生姜三两(切) 大枣十二枚(擘)。

【用法】 上六味,以水九升,煮取三升,分温三服,取微汗。汗不出,食顷啜热粥发之。

【功效】 祛风解肌,润燥缓急。

【主治】 太阳病,其证备,身体强,几几然,脉反沉迟。

【方解】 "太阳病,其证备",指头痛、发热、汗出、恶风等表证俱备。"身体强,几几然",为痉病见症。太阳病汗出恶风,其脉当见浮缓,今反沉迟者,是在里之津液已伤,使筋脉失养,营卫之气不利,而成为柔痉。但其脉之中,必带有弦紧,与里虚寒之沉迟无力不同。所以用瓜蒌根滋养津液,合桂枝汤解肌祛邪,以舒缓筋脉。

【古代应用】 ①瓜蒌桂枝汤:治柔痉,身体强几几然,脉反沉迟,自汗。(《三

因极一病证方论》)

　　② 瓜蒌桂枝汤：治桂枝汤证而渴者。(《方极》)

　　【现代应用】　如表 1-1。

表 1-1　瓜蒌桂枝汤现代应用

病　名	症　状	来　源
① 发热痉厥	身热恶风汗出，斜视项强，角弓反张，手足搐搦	《蒲园医案》
② 产后痉厥	颈项疼痛，强直，四肢抽搐，汗出畏风	《沂蒙中医》

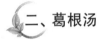

二、葛根汤

　　【组成】　葛根四两　麻黄三两(去节)　桂枝二两(去皮)　芍药二两　甘草二两　生姜三两(切)　大枣十二枚(擘)。

　　【用法】　上七味，㕮咀，以水一斗，先煮麻黄、葛根，减二升，去沫，内诸药，煮取三升，去滓，温服一升，覆取微似汗，不须啜粥，余如桂枝汤法将息及禁忌。

　　【功效】　发汗解痉。

　　【主治】　太阳病，无汗而小便反少，气上冲胸，口噤不得语。

　　【方解】　太阳病无汗为表实，小便反少是津液不足。本证由于无汗而小便又少，气机不得通利，势必逆上冲胸，今已见口噤不得语一证，可知刚痉即将发作。本方是由桂枝汤加入麻黄、葛根而组成。方中用桂枝汤祛风解肌，麻黄散寒发汗，葛根清热解痉，共奏开泄腠理、发汗祛邪、滋养津液、舒缓筋脉之功。

　　【古代应用】　① 太阳病，项背强几几，无汗恶风者，葛根汤主之。(《伤寒论》)
　　② 太阳与阳明合病者，必自下利，葛根汤主之。(《伤寒论》)

　　【现代应用】　如表 1-2。

表 1-2　葛根汤现代应用

病　名	症　状	来　源
① 颈椎风湿	颈项酸痛，俯仰转动不利，重则疼痛牵及肩背上肢	《浙江中医药》1979 年第 8 期

续　表

病　名	症　状	来　源
② 胸膜炎	畏寒,无汗身热,头痛项强,角弓反张,呕吐,甚至口噤不语	《江苏中医》1964 年第 1 期
③ 阵发性肌痉挛综合征	颈硬后仰,口歪,呈阵发性发作	《沂蒙中医》1979 年第 2 期
④ 伛偻病	周身强痛,行动拘挛不利,项背前俯,头倾贴胸,项强不能转侧	《老中医医案》第 1 集 68 页
⑤ 感冒	头痛发热,恶风(寒)发热,项强	《中医杂志》1959 年第 1 期

三、大承气汤

【组成】　大黄四两(酒洗)　厚朴半斤(炙,去皮)　枳实五枚(炙)　芒硝三合。

【用法】　上四味,以水一斗,先煮二物,取五升,去滓,内大黄,煮取二升,去滓,内芒硝,更上火微一二沸,分温再服,得下止服。

【功效】　泻热存阴。

【主治】　痉为病,胸满口噤,卧不着席,脚挛急,必齘齿。

【方解】　表证失于开泄,邪气内传,郁于阳明,热盛灼筋,亦致痉病。里热壅盛,所以胸部胀满,热盛劫烁津液,不能濡养筋脉,形成角弓反张,四肢挛急较一般痉病为剧烈,而且口噤、齘齿等阳明筋脉症状更为突出。其中,齘齿又属阳明热盛化风鼓动筋脉之势,病情实为深重。此时,若阳明里热不除,则津液难存,其筋脉亦难舒缓,故可与大承气汤通腑泻热、急下存阴以制其痉。方中厚朴、枳实除满,大黄、芒硝泻热通便。

【现代应用】　如表 1 - 3。

表 1 - 3　大承气汤现代应用

病　名	症　状	来　源
① 痉病	潮热,面红目赤,多汗口不能言,手足搐搦	《福建中医医案选编》
② 乙型脑炎	高热神昏谵语,大便秘结,四肢抽搐,角弓反张,脉沉数舌焦黄	《杂病治验》

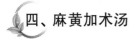 **四、麻黄加术汤**

【组成】 麻黄三两(去节) 桂枝二两(去皮) 甘草一两(炙) 杏仁七十个(去皮尖) 白术四两。

【用法】 上五味,以水九升,先煮麻黄,减二升,去上沫,内诸药,煮取二升半,去滓,温服八合,覆取微似汗。

【功效】 发汗解表,散寒除湿。

【主治】 湿家身烦疼。

【方解】 身烦疼,是疼痛剧烈、烦躁不安的状态,是寒湿留着肌肉所致。其证应有发热、恶寒、无汗等表证,表证当从汗解,而湿邪又不宜过汗,故用麻黄汤加白术治疗。方中用麻黄汤发汗散寒,白术健脾燥湿。

【古代应用】 ① 麻黄白术汤(即本方):治寒湿,身体烦疼,无汗恶寒发热者。(《三因极一病证方论》)

② 治麻黄汤证而一身浮肿,小便不利者。(《类聚方广义》)

【现代应用】 如表1-4。

表1-4 麻黄加术汤现代应用

病 名	症 状	来 源
① 肺炎	恶寒发热,咳嗽胸痛,痰出稀白,脉象浮紧,舌苔厚腻	《上海中医药》1966年第4期
② 关节炎	身热不畅,头痛无汗,骨节酸痛剧烈,肢体困倦,甚则肿胀疼重	《叶怡庭医案》
③ 小儿急性肾炎	肾炎头面浮肿,头痛发热恶寒,咳嗽鼻流清涕,溲少,甚则四肢肿胀	《江苏中医》1962年第2期
④ 荨麻疹	身布疹块,色不红高出皮肤触之碍手,奇痒不休,此起彼伏,每遇风寒加剧	《山东中医学院学报》1980年第3期
⑤ 急性肾炎	恶风发热,面目肢体浮肿,小便不利,脉浮苔白	《杂病治验》

五、麻黄杏仁薏苡甘草汤

【组成】 麻黄(去节) 半两(汤泡) 甘草一两(炙) 薏苡仁半两 杏仁十个(去皮尖,炒)。

【用法】 上剉麻豆大,每服四钱匕,水盏半,煮八分,去滓,温服。有微汗,避风。

【功效】 祛风宣湿。

【主治】 病者一身尽疼,发热,日晡所剧者,名风湿。此病伤于汗出当风,或久伤取冷所致也。

【方解】 "一身尽疼,发热",虽与麻黄加术汤主证相同,但在程度上,本证身疼等表证较轻,所以麻黄用量很小;在病情上,本证日晡发热增剧,日晡属阳明,有化燥化热的倾向,所以不用桂枝、白术而用薏苡仁;风湿在表,可以汗解,但发汗必须得法,纵有表实无汗之证,用发汗药只可使其微微汗出为度,不可如水淋漓。方中用麻黄祛风解表化湿,薏苡仁清热利湿,杏仁宣肺气,甘草和中。

【古代应用】 ① 风湿日晡发热者,薏苡汤(即本方)主之。(《全生指迷方》)

② 凡下部毒肿之证(水肿),用麻黄杏仁薏苡甘草汤,屡有奇效。(《汉药神效方》)

【现代应用】 如表1-5。

表1-5 麻黄杏仁薏苡甘草汤现代应用

病　名	症　状	来　源
① 肢体麻痹	上肢或下肢末端麻痹,重则如电击不仁,四肢无力	《福建中医药》1963年第2期
② 感冒	畏风发热无汗,肢冷疼痛,或咽痛咳嗽等证	《云南中医学院学报》
③ 急性肾炎	全身浮肿,身热恶寒,咳嗽气喘,腹胀溲少	《新医学通讯》1980年第3期
④ 多发性扁平疣	肢体头面皮肤出现黄褐色的扁平小疙瘩	《陕西中医》1980年第1期

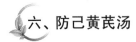

六、防己黄芪汤

【组成】 防己一两　甘草半两(炒)　白术七钱半　黄芪一两一分(去皮)。

【用法】 上剉麻豆大,每抄五钱匕,生姜四片,大枣一枚,水盏半,煎八分,去滓,温服,良久再服。喘者加麻黄半两,胃中不和者加芍药三分,气上冲者加桂枝三分,下有陈寒者加细辛三分。服后当如虫行皮中,从腰下如冰,后坐被上,又以一被绕腰以下,温令微汗,瘥。

【功效】 祛风湿,固卫气。

【主治】 风湿脉浮身重,汗出恶风者。

【方解】 "脉浮身重",是风湿在表,法当汗解,然汗自出而病不解,更恶风寒,是表虚不固,故舍麻、桂之辛散,而用黄芪固表,防己泄湿,术、草健脾调中,复振卫阳,配姜、枣以调和营卫,体现了扶正祛邪、标本兼顾的配伍形式。若服后觉虫行皮中,乃卫阳振奋,风湿欲解之兆。

【古代应用】 ① 防己黄芪汤:治风湿相搏客在皮肤,一身尽重,四肢无力,关节疼痛,时自汗出,洒淅恶风,不欲去衣,及治风冷客搏,腰部浮肿,上轻下重,不能屈伸。(《太平惠民和剂局方》)

② 许学士云,风湿误汗,用防己黄芪汤治之。(《伤寒准绳》)

③ 防己黄芪汤:治诸风诸湿,麻木身疼。(《医方集解》)

④ 治风湿相搏,关节沉痛,微肿恶风。(《本草纲目》)

【现代应用】 如表1-6。

表1-6　防己黄芪汤现代应用

病　名	症　状	来　源
① 关节炎(痹证)	肢体关节疼痛或关节漫肿,或麻痹酸痛	《吉林中医药》1981年第2期
② 类风湿关节炎	四肢小关节窜痛,肿大甚则见畸形,运动受限,或伴发热恶风,自汗面色无华	《湖南中医药杂志》1975年第3期
③ 变形性髋关节炎	髋关节疼痛,甚则行动不便,当汗畏风,反复感冒	《东洋医学会志》1977年第1期

七、桂枝附子汤

【组成】 桂枝四两(去皮) 生姜三两(切) 附子三枚(炮去皮,破八片) 甘草二两(炙) 大枣十二枚(擘)。

【用法】 上五味,以水六升,煮取二升,去滓,分温三服。

【功效】 祛风除湿,温表阳。

【主治】 伤寒八九日,风湿相搏,身体疼烦,不能自转侧,不呕不渴,脉浮虚而涩。

八、白术附子汤

【组成】 白术二两 附子一枚半(炮去皮) 甘草一两(炙) 生姜一两半(切) 大枣六枚(擘)。

【用法】 上五味,以水三升,煮取一升,去滓,分温三服。一服觉身痹,半日许再服,三服都尽,其人如冒状勿怪,即是术、附并走皮中遂水气,未得除故耳。

【功效】 祛风除湿,温里阳。

【主治】 伤寒八九日,风湿相搏,身体疼烦,不能自转侧,不呕不渴,脉浮虚而涩者……若大便坚,小便自利者。

【方解】 "伤寒八九日,风湿相搏,身体疼烦,不能自转侧",是表证仍然存在,不呕不渴,是里无热。脉象浮虚是软而无力,涩是迟滞而不流利。治以桂枝附子汤。方中桂枝、生姜、大枣、甘草祛风除湿,附子温阳解痛。若大便坚,小便自利,是里阳虚,寒湿内结,故去桂枝加白术健脾运湿。

【古代应用】 ① 术附汤(即本方加白术、茯苓):治冒雨湿着于肌肤,与胃气相并,或腠开汗出,因湿得之。(《三因极一病证方论》)

② 生附白术汤(于本方加干姜代生姜,加大枣):治中风湿,昏闷恍惚,胀满身重,手足缓疾,絷絷自汗,失音不语,便利不禁。(《三因极一病证方论》)

【现代应用】 如表1-7。

表 1-7 白术附子汤现代应用

病　名	症　状	来　源
痹证(关节炎)	周身筋肉酸痛沉重,卧而难以转侧,四肢关节屈伸不利	《新中医》1961 年第2 期

九、甘草附子汤

【组成】　甘草二两(炙)　白术二两　附子二两(炮,去皮)　桂枝四两(去皮)。

【用法】　上四味,以水六升,煮取三升,去滓,温服一升,日三服,初服得微汗则解,能食,汗出复烦者,服五合,恐一升多者,服六七合为妙。

【功效】　祛风除湿,温表里之阳。

【主治】　风湿相搏,骨节疼烦掣痛,不得屈伸,近之则痛剧,汗出短气,小便不利,恶风不欲去衣,或身微肿者。

【方解】　骨节疼烦掣痛,不可屈伸,近之痛剧,表湿已由肌肉侵入关节,较前证身体疼痛为重。汗出短气,恶风不欲去衣被,是内外之阳皆虚。或身微肿,亦是阳不化湿,湿溢肌表所致。故取桂枝、白术、甘草、附子同用以祛风除湿、温表里之阳。

【现代应用】　如表 1-8。

表 1-8 甘草附子汤现代应用

病　名	症　状	来　源
① 关节炎	恶寒短气,肢体骨节疼痛,动则加剧,便溏溲清	《医药通讯》
② 风湿性心脏病	胸闷心悸,脉结代或关节酸痛,或小便不利,下肢浮肿	《杂病治验》

十、白虎加人参汤

【组成】　知母六两　石膏一斤(碎)　甘草二两　粳米六合　人参三两。

【用法】　上五味,以水一斗,煮米熟汤成,去滓温服一升,日三服。

【功效】　清热益气,生津解暑。

【主治】 太阳中热者,暍是也。汗出恶寒,身热而渴。

【方解】 暑为阳邪,所以伤人即现汗出、热渴之证。恶寒不是表不解,而是汗出多,肌腠空疏所致。后世叶天士所谓"夏暑发自阳明,古人以白虎汤为主方",即指此证而言。但因病在初起,所以称为太阳中热。然治用白虎加人参汤,实为阳明热盛气虚证。故用白虎汤以清热生津,加人参以益气阴。

【古代应用】 ① 服桂枝汤,大汗出后,大烦渴不解,脉洪大者,白虎加人参汤主之。(《伤寒论》)

② 化斑汤(即本方):治发斑口烦燥渴中暍。(《活人辨疑》)

③ 人参白虎汤:治伤暑发渴,呕吐身热,脉虚自汗,如伏暑状,寒热未解,宜和五苓散同煎服。(《仁斋直指方论》引徐同知方)

④ 人参白虎汤:治盛暑烦渴,痘出不快,又解麻痘斑疹等热毒。(《保赤全书》)

【现代应用】 如表1-9。

表1-9 白虎加人参汤现代应用

病 名	症 状	来 源
① 暑温	身热气促,烦渴多饮,汗多或有头痛,鼻衄,牙龈肿痛	《经方实验录》
② 发斑	高热不退,身有红斑甚则发紫口干烦渴气短,溲少色黄	《杂病治验》
③ 肠伤寒	热势鸱张,烦躁喜饮,便干溺黄,口干,唇燥多饮,甚则谵语	《广东中医》1963年第3期
④ 乙型脑炎	身热头痛,呕恶项强,四肢搐搦,甚则神昏不醒	《广东中医》1963年第3期
⑤ 产后发热	产后气阴两伤,里热炽盛,身热持续不退,口干唇裂,汗出烦躁,甚则卧起不安,便干溲少色黄	《新医学》1974年第5期
⑥ 妊娠尿崩	口干舌燥,饮不解渴,小便多,脉滑数,舌红	《广东中医》1963年第4期

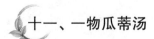

十一、一物瓜蒂汤

【组成】 瓜蒂二十个。

【用法】 上剉,以水一升,煮取五合,去滓,顿服。

【功效】 祛暑除湿。

【主治】 太阳中暍,身热疼痛,而脉微弱,此以夏月伤冷水,水行皮中所致也。

【方解】 身热疼重而脉微弱,由于夏月以冷水灌洗周身而致此病。治宜一物瓜蒂汤去身面四肢之水气,水去暑无所依,则病自解。

【古代应用】 ① 病如桂枝证,头不痛,项不强,寸脉微浮,胸中痞硬,气上冲咽喉,不得息者,此为胸有寒也,当吐之,宜瓜蒂散。(《伤寒论》)

② 疟疾寒热,瓜蒂二枚,水半盏,浸一宿顿服取吐愈。(《千金方》)

③ 发狂欲走,瓜蒂末井水调服一钱,取吐即愈。(《太平圣惠方》)

④ 独圣散:治诸风,膈实诸痫。痰涎津液壅塞,杂病亦然。瓜蒂一味,剉如麻豆大,炒令黄,为末。量病人新久虚实大小,或一钱或二钱末,用茶一盏,酸蒸汁水一盏,调下。须是病人隔夜不食。(《卫生宝鉴》)

⑤ 若头痛,胸中满及发寒热,脉紧而不大者,即是隔上有涎,宜瓜蒂散一钱,暖水调下,吐涎立愈。(《伤寒准绳》)

百合狐惑阴阳毒篇

百合病心肺阴虚用百合地黄汤(附：百合知母汤、滑石代赭汤、百合鸡子黄汤、百合洗方、瓜蒌牡蛎散)。

狐惑病心经湿热用甘草泻心汤内服，外用苦参汤洗，雄黄散熏；肝经湿热用赤小豆当归散。

阴阳毒病阳毒用升麻鳖甲汤；阴毒用升麻鳖甲汤去雄黄、蜀椒汤。

一、百合地黄汤

【组成】　百合七枚(擘)　生地黄汁一升。

【用法】　上以水洗百合，渍一宿，当白沫出，去其水，更以泉水三升，煎取一升，去滓，内地黄汁，煎取一升五合，分温再服，中病，勿再服。大便当如漆。

【功效】　润肺清心，凉血养阴。

【主治】　百合病不经吐、下、发汗，病形如初者。

【方解】　百合病的病机是心肺阴虚内热。百合病未经吐、下、发汗等误治法，虽久而病情如初，仍如上述所述症状，应该用百合地黄汤治疗。百合功能润肺清心，益气安神；生地黄益心营，清血热；泉水下热气，利小便，用以煎百合，共成润肺养心，凉血清热之剂。阴复热退，百脉调和，病自可愈。服药后大便呈黑色，为地黄本色，停药后即可消失，不必惊惧。

【现代应用】　如表2-1。

表 2-1 百合地黄汤现代应用

病 名	症 状	来 源
① 癔病	精神恍惚不定,住、食、行无常	《陕西中医》1980年第4期
② 结核性脑膜炎	形体消瘦,精神疲倦无力,腰酸,精神恍惚不定	《中医杂志》1965年第11期
③ 神经衰弱	头昏健忘,心悸,失眠,神志恍惚,鼻干口渴	《医案选编》
④ 眩晕	头昏甚则疼痛,烦躁不安,夜寐欠佳,便干或口渴	《程门雪医案》
⑤ 温热病后	低热缠绵,午后加剧,甚则颧红,或神志不清,或时清时昧,反应迟钝,口渴饮水不多,溲少	《杂病治验》
⑥ 疮疹	身布斑疹,生疮,甚至溃疡,疮面干燥,心悸不宁,欲行不行,烦躁易怒,夜寐不安或口苦或溲黄	《老中医医案选》第1集
⑦ 精神病(癫证)	精神不正常,或哭或笑,或语无伦次,或烦躁不宁	《浙江中医》1964年第5期

附方1 百合知母汤方

【组成】 百合七枚(擘) 知母三两(切)。

【用法】 上先以水洗百合,渍一宿,当出白沫,去其水,更以泉水二升,煎取一升,去滓;别以泉水二升煎知母,取一升,去滓;后合和,煎取一升五合,分温再服。

【主治】 百合病发汗后者。(注:"现代应用"如表2-2)

表 2-2 百合知母汤现代应用

病 名	症 状	来 源
项软	项不能竖,头向右或向左偏倾,不能言语,反应迟钝,烦躁不安,口干且渴,夜寐不宁	《江西中医药》1960年第12期

附方2 滑石代赭汤方

【组成】 百合七枚(擘) 滑石三两(碎,绵裹) 代赭石如弹丸大一枚(碎,绵裹)。

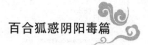

【用法】 上先以水洗百合,渍一宿,当白沫出,去其水,更以泉水二升,煎取一升,去滓;别以泉水二升煎滑石、代赭,取一升,去滓;后合和重煎,取一升五合,分温服。

【主治】 百合病下之后者。

附方3 百合鸡子汤方

【组成】 百合七枚(擘) 鸡子黄一枚。

【用法】 上先以水洗百合,渍一宿,当白沫出,去其水,更以泉水二升,煎取一升,去滓,内鸡子黄,搅匀,煎五分,温服。

【主治】 百合病吐之后者。(注:"现代应用"如表2-3)

表2-3 百合鸡子汤现代应用

病 名	症 状	来 源
肝昏迷(一度)	啼笑无常,多言乱语,神志似清似昧,纳呆,口渴溲少	《新医药杂志》1974年第2期

附方4 百合洗方

【组成】 百合。

【用法】 上以百合一升,以水一斗,渍之一宿,以洗身。洗已,食煮饼,勿以盐豉也。

【主治】 百合病一月不解,变成渴者,百合洗方主之。

附方5 瓜蒌牡蛎散方

【组成】 瓜蒌根 牡蛎(熬)等分。

【用法】 上为细末,饮服方寸匕,日三服。

【主治】 百合病渴不差者。

附方6 百合滑石散方

【组成】 百合一两(炙) 滑石三两。

【用法】 上为散,饮服方寸匕,日三服。当微利者,止服,热则除。

【主治】 百合病变发热者。

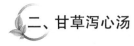 二、甘草泻心汤

【组成】 甘草四两(炙) 黄芩 人参 干姜各三两 黄连一两 大枣十二枚(擘) 半夏半斤。

【用法】 上七味,水一斗,煮取六升,去滓再煎,温服一升,日三服。

【功效】 清热燥湿。

【主治】 狐惑之为病,状如伤寒,默默欲眠,目不得闭,卧起不安,蚀于喉为惑,蚀于阴为狐,不欲饮食,恶闻食臭,其面目乍赤、乍黑、乍白,蚀于上部则声喝,甘草泻心汤主之。

【方解】 本病是因心肝湿热诱发而起。其主要病变为喉部及前阴、后阴(肛门)腐蚀溃烂。蚀于喉为惑,蚀于前阴或后阴为狐,故称为狐惑病。其全身症状,颇似伤寒。湿热内扰,故出现心神不安,神志恍惚,沉默想睡,但又不能闭目安睡,睡了又想起来,甚至面目一阵红、一阵黑、一阵白等现象。湿热影响脾胃,故不欲饮食,恶闻食臭。咽部腐烂,故声音嘶哑,可用甘草泻心汤治疗。方中用甘草、黄连、黄芩等药解毒清热;配干姜苦辛相合,又可杀虫;配人参、大枣、半夏健运中焦,清化湿热。

【现代应用】 如表2-4。

表2-4 甘草泻心汤现代应用

病 名	症 状	来 源
① 白塞综合征	咽、口、前后二阴溃疡或腐蚀糜烂,烦躁不安	《中医杂志》1963年第11期
② 慢性肠胃炎	脘腹疼痛,纳少呕吐清涎或苦水,便溏或有闷热臭气,肛门灼热,口苦	《浙江中医学院学报》1978年第2期
③ 慢性泄泻	腹中疼痛,大便泄泻日久不愈	《浙江中医药》1980年第8期
④ 口腔糜烂	中焦气虚,湿热内伏上冲,口腔糜烂,久治无效	《浙江中医》1981第4期

三、苦参汤

【组成】 苦参。

【用法】 苦参一升,以水一升,煎取七升,去滓,熏洗,日三。

【功效】 清热燥湿解毒。

【主治】 蚀于下部则咽干。

【方解】 参见"雄黄熏方"。

【古代应用】 ① 苦参一味,治龋齿(见《史记·仓公传》),亦取乎清热杀虫。(《伤寒论辑义》)

② 治热毒攻手足,赤肿焮热疼痛欲脱方。用酒制苦参以渍之。(《千金方》)

③ 小儿身热,苦参汤浴之良。(《外台秘要》)

④ 毒热足肿作痛欲脱者,苦参汤中渍之。(《姚僧垣集验方》)

⑤ 下部漏疮,苦参煎汤日日洗之。(《仁斋直指方》)

⑥ 绿白散:治疗熨火烧疼痛,苦参细末,用香油调搽。(《卫生宝鉴》)

四、雄黄熏方

【组成】 雄黄。

【用法】 上一味,为末,筒瓦二枚合之烧,向肛熏之。(《脉经》云:病人或从呼吸上蚀)

【功效】 燥湿杀虫。

【主治】 蚀于肛者。

【方解】 蚀于下部的,当配合外治法,如前阴腐蚀,用苦参汤外洗;肛门腐蚀,用雄黄外熏。前者化湿,后者燥湿,皆有杀虫解毒之功。《千金》雄黄熬之下,有"并服汤也"句,可知本病如能内外同治,效果当更好。

【古代应用】 ① 辟蛇之法虽多,唯有武都雄黄为上,带一块石,称五两于肘间,则诸蛇毒不敢犯,其人中者,便磨以疗之。(《肘后备急方》)

② 百虫入耳,雄黄烧燃熏之自出。(《十便良方》)

③ 治臁疮日久方,雄黄二钱,陈皮五钱,青布卷作大捻,烧烟熏之,湿水流出数

次愈。(《笔峰杂兴》)

④ 治呃逆,服药无效者,用雄黄一钱,酒一杯,煎七分,急令患人臭其热气即止。(《寿世保元》)

五、赤小豆当归散

【组成】 赤小豆三升(浸令芽出,曝干) 当归。

【用法】 上二味,杵为散,浆水服方寸匕,日三服。

【功效】 活血除湿。

【主治】 病者脉数,无热,微烦,默默但欲卧,汗出;初得之三四日,目赤如鸠眼,七八日目四眦黑,若能食者,脓已成也。

【方解】 "脉数""微烦""默默但欲卧",是里热盛的征象。"无热汗出",表示病不在表,说明血分已有热。"目赤如鸠眼",是因血中之热,随肝经上注于目,为蓄热不解,湿毒不化,即将成痈脓的征象;如两眼内外眦的颜色呈黑色,表明内积脓已成熟。此时病势集中于局部,脾胃的影响反轻,所以病人能食。主用赤小豆当归散治疗,以赤小豆渗湿清热,解毒排脓;当归活血,去瘀生新;浆水清凉解毒。

【古代应用】 治小肠热毒流于大肠,先血后便及蓄血,肠痈便脓等证。(《张氏医通》)

六、升麻鳖甲汤

【组成】 升麻二两 当归一两 蜀椒(炒去汗)一两 甘草二两 鳖甲手指大一片(炙) 雄黄半两(研)。

【用法】 上六味,以水四升,煮取一升,顿服之,老小再服,取汗。

【功效】 清热解毒化瘀。

【主治】 阳毒之为病,面赤斑斑如锦文,咽喉痛,唾脓血。五日可治,七日不可治。阴毒之为病,面目青,身痛如被杖,咽喉痛。五日可治,七日不可治。

【方解】 阴阳毒病系热入血分所致。"面赤斑斑如锦文,咽喉痛,唾脓血",是阳毒的主证。血分热盛,故面部起红斑鲜明如锦文,热灼咽喉故痛,热盛血腐,肉腐则成脓,故吐脓血。"面目青,身痛如被杖,咽喉痛",是阴毒的主证。病毒侵袭血脉,瘀血凝滞,阻塞不通,故出现面目色青;经脉阻塞,血液流行不畅,故遍身疼痛如被杖一样;瘀热结于咽喉,故作痛。"五日可治,七日不可治",是指出早期治疗的重要意义。早期则邪毒未盛,正气未衰,易于治愈;日久则毒盛正虚,比较难治,主以升麻鳖甲汤。升麻、甘草清热解毒;鳖甲、当归滋阴散瘀;雄黄解毒;因蜀椒辛热,故去蜀椒。

【现代应用】 如表2-5。

表2-5 升麻鳖甲汤现代应用

病 名	症 状	来 源
① 血小板减少性紫癜	鼻、齿龈及口腔、阴道黏膜出血,色红,或皮下出血、色青,甚至黏膜下或网膜出血,四肢欠温或形寒怕冷	《浙江中医学院学报》1978年第4期
② 血尿	溲少色深或赤,腰酸疼痛,口渴饮少,或午后低热,或四肢不温	《新医学》1979年第1期
③ 急慢性狼疮	发热或不发热,面部有蝶形红斑,或身出红斑,或见肢体浮肿,或面青身痛如被杖	《广西中医药》1981年第6期

疟 疾 篇

疟疾胁下有疟母用鳖甲煎丸,温疟用白虎加桂枝汤,牝疟用蜀漆散。

附方:牡蛎汤、柴胡去半夏加瓜蒌汤、柴胡桂姜汤。

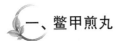

一、鳖甲煎丸

【组成】 鳖甲十二分(炙) 乌扇三分(烧) 黄芩三分 柴胡六分 鼠妇三分(熬) 干姜三分 大黄三分 芍药五分 桂枝三分 葶苈一分(熬) 石韦三分(去毛) 厚朴三分 牡丹五分(去心) 瞿麦二分 紫葳三分 半夏一分 人参一分 䗪虫五分(熬) 阿胶三分(炙) 蜂窝四分(炙) 赤硝十二分 蜣蜋六分(熬) 桃仁二分。

【用法】 上二十三味为末,取煅灶下灰一斗,清酒一斛五斗,浸灰,候酒尽一半,着鳖甲于中,煮令泛烂如胶漆,绞取汁,内诸药,煎为丸,如梧子大,空心服七丸,日三服。

【功效】 软坚消瘀,扶正祛邪。

【主治】 病疟以月一日发,当以十五日愈,设不差,当月尽解;如其不差,当云何?师曰此结为癥瘕,名曰疟母。

【方解】 "病疟以月一日发,当以十五日愈,设不差,当月尽解"者,说明疟病经过一定时日,如正气能胜邪气,疟病自然会痊愈,这是说人与自然气候的关系,天气变化对疾病的转归有一定的影响,但不能机械地理解这种精神而放弃治疗。疟病若迁延过久,反复发作,必致正气渐衰,疟邪则可假血依痰,结成痞块,居于胁下而成疟母。疟母不消,则疟病寒热就很难痊愈,故宜"急治",方用鳖甲煎丸。

鳖甲煎丸,为寒热并用、攻补兼施、行气消瘀、化痰消癥的方剂,具有调整机体、增强机体抗病能力、破瘀消痞、杀虫截疟等功用。方中乌扇、桃仁、丹皮、芍药、紫葳、赤硝、黄芩祛瘀通滞;协以鼠妇、䗪虫、蜂窝、蜣螂,则消坚杀虫治疟之功更著;葶苈、石韦、瞿麦利水道;柴、桂、夏、朴、芩、姜理气机,调寒热;人参、阿胶以补气血,煅灶中灰,主癥瘕坚积;清酒能行药势。合而成为治疗疟母的主方。

【现代应用】 如表 3-1。

表 3-1 鳖甲煎丸现代应用

病　名	症　状	来　源
① 疟母	脘闷腹胀,纳少或消瘦,脾肿大,肋下如掌大	《江西中医药》1961 年第 11 期
② 脾肿大	右胁胀痛,按之有块,纳食后脘胀不适	《浙江中医》1957 年第 4 期
③ 血吸虫病后期肝脾肿大	肝脾肿大,脘腹胀满,或有腹水	《浙江中医》1957 年第 4 期

二、白虎加桂枝汤

【组成】 知母六两　甘草二两(炙)　石膏一斤　粳米二合　桂枝(去皮)三两。

【用法】 上剉,每五钱,水一盏半,煎至八分,去滓,温服,汗出愈。

【功效】 解表清热。

【主治】 温疟者,其脉如平,身无寒但热,骨节疼烦,时呕。

【方解】 "疟脉自弦""弦数者多热",说明了温疟病脉象的特点。此谓"其脉如平"者,意思是指温疟病的脉象和平时常见的脉一样,多见弦数脉,身无寒但热,为内热盛的征象。但临床所见,温疟亦微恶寒,若同时见骨节烦疼,此为表邪未解。热伤胃气,故时作呕,可用白虎汤清热、生津、止呕,加桂枝以解表邪。

【古代应用】 ① 身热自汗烦渴,脉洪大,兼见骨节疼者。(《医药综合》)

② 知母汤(即本方):治温疟,骨节疼痛时呕,朝发暮解,暮发朝解。(《圣济总录》)

③ 霍乱吐泻之后,身体灼热,头疼身痛,烦躁,脉洪大者宜此方。(《类聚方

④ 白虎加桂枝汤：治温疟，先热后寒，恶风多汗。(《三因极一病证方论》)

⑤ 桂枝白虎汤(即本方)：治风湿。(《资生篇》)

【现代应用】 如表3-2。

表3-2 白虎加桂枝汤现代应用

病 名	症 状	来 源
① 温疟	寒热交替，热重寒轻，烦渴喜饮，汗多恶风或肢体疼痛	《岳美中论医集》
② 风湿性关节炎	关节酸痛红肿，灼热，甚则活动欠利，身热恶寒，汗出口渴，便干尿黄	《江西医药》1965年第5期
③ 变异性亚败血症	间歇发热，或持续不退，关节酸痛，有时出现皮疹，咽痛	《杂病治验》

三、蜀漆散

【组成】 蜀漆(洗去腥) 云母(烧二日夜) 龙骨等分。

【用法】 上三味，杵为散，未发前，以浆水服半钱。温疟加蜀漆半分，临发时，服一钱匕。

【功效】 祛痰截疟。

【主治】 疟多寒者，名曰牝疟。

【方解】 牝疟多由素体阳虚，阳气难以外达，或素有痰饮，阳气为饮邪所阻，致使疟邪留于阴分者多，而并于阳分者少所致。故临床多以寒多热少为特征。蜀漆散乃祛痰止疟之剂，方中蜀漆(即常山苗)功能祛痰截疟，为主药，配云母、龙骨以助阳扶正、镇逆安神，为佐药。然其疗效与服药时间有关，故方后曰"临发时服"，很有实践意义。

附方1 牡蛎汤(引《外台秘要》方)

【组成】 牡蛎四两(熬) 麻黄四两(去节) 甘草二两 蜀漆三两。

【用法】 上四物，以水八升，先煮蜀漆、麻黄，去上沫，得六升，内诸药；煮取二升,温服一升,若吐,则勿更服。

【功效】 散寒截疟。

【主治】 治牝疟。

【方解】 此方即蜀漆散去龙骨加牡蛎。蜀漆得云母专升阳邪陷阴,所以配纯阳之龙骨为主;蜀漆配麻黄专开阴邪之固闭,所以配牡蛎为辅;甘草甘缓调和诸药之阴阳,如阴阳调和则寒邪自去,疟发自止。

附方2 柴胡去半夏加瓜蒌汤(引《外台秘要》方)

【组成】 柴胡八两 人参 黄芩 甘草各三两 瓜蒌根四两 生姜二两 大枣十二枚。

【用法】 上七味,以水一斗二升,煮取六升,去渣,再煎,取三升,温服一升,日二服。

【功效】 和解少阳。

【主治】 治疟病发渴者,亦治劳疟。

【方解】 《伤寒论》寒热往来为邪在少阳,邪在半表半里,疟疾亦往来寒热,邪在半表半里,所以用小柴胡汤和解少阳,以去表里之邪,渴者为内热渐重,津液渐伤,故去半夏之辛温,加瓜蒌根之甘寒清热生津解渴。如久疟不愈,正虚邪实者,亦可用本方攻补兼施治疗。

【古代应用】 伤寒五六日,寒热往来,胸胁苦满,心烦喜呕,口苦咽干,耳聋目眩,脉弦者。妇女胸胁肝痛,经水失调,以及经期感冒,经水忽停,热入血室,疟病发渴,以及虚劳久疟等证。又《巢源》云:"凡疟疾久不差者,为表里俱虚,客邪未散,真气不复,故疟虽暂间,少劳便发。"(《医药综合》)

附方3 柴胡桂姜汤(引《外台秘要》方)

【组成】 柴胡半斤 桂枝三两(去皮) 干姜二两 瓜蒌根四两 黄芩三两 牡蛎三两(熬) 甘草二两(炙)。

【用法】 上七味,以水一斗二升,煮取六升,去滓,再煎,取三升,温服一升,日三服。初服微烦,复服汗出便愈。

【功效】 平调阴阳。

【主治】 治疟寒多。微有热,或但寒不热。

【方解】 本方虽为治疗寒多微有热,或但寒不热的疟病,但从方中药物的配伍来说,实为寒热平调的方剂。方用柴胡为主和解少阳;桂枝、干姜温散寒邪;黄芩、瓜蒌根清热邪;牡蛎散少阳之结;甘草调和诸药,合为和解少阳,平调阴阳寒热之剂。

【古代应用】 治伤寒发汗而复下之,胸胁满微结,小便不利,渴而不呕,头汗出,往来寒热,心下烦及疟疾寒多,微有热,或但寒不热者。(《医药综合》)

中风历节篇

历节病风湿化热用桂枝芍药知母汤，寒湿痹阻用乌头汤。

附方：侯氏黑散、风引汤、防己地黄汤、头风摩散、矾石汤、续命汤、三黄汤、术附汤、越婢加术汤、崔氏八味丸。

一、侯氏黑散

【组成】 菊花四十分 白术十分 细辛三分 茯苓三分 牡蛎三分 防风十分 人参三分 矾石三分 黄芩五分 当归三分 干姜三分 川芎三分 桂枝三分。

【用法】 上十四味，杵为散，酒服方寸匕。日一服，初服二十日，温酒调服，禁一切鱼肉大蒜，常宜冷食，六十日止，即药积在腹中不下也。热食即下矣，冷食自能助药力。

【功效】 养血补脾，化痰祛风。

【主治】 治大风四肢烦重，心中恶寒不足者。

【方解】 沈明宗说："直侵肌肉脏腑，故为大风，邪困于脾，则四肢烦重，阳气虚而未化热，则心中恶寒不足。"说明病因风邪直中脏腑，邪在心脾。但病虽直中而症状较轻，故治疗用侯氏黑散养血补脾，化痰祛风。方中用当归、川芎养血活血，白术、茯苓、人参补脾益气，防风、菊花、细辛、桂枝祛风散邪，矾石、牡蛎、黄芩化瘀清热。

二、风引汤

【组成】 大黄 干姜 龙骨各四两 桂枝三两 甘草 牡蛎各二两 寒水

石　滑石　赤石脂　白石脂　紫石英　石膏各六两。

【用法】　上十二味,杵,粗筛,以韦囊盛之,取三指撮,井花水三升,煮三沸,温服一升。

【功效】　重镇潜阳,清热息风。

【主治】　除热瘫痫,治大人风引,少小惊痫瘛疭,日数十发,医所不疗,除热方。巢氏云:"脚气宜风引汤。"

【方解】　"治大人风引,少小惊痫瘛疭,日数十发",因此本病的病机,是由于肝阳亢盛,风邪内动。故用风引汤重镇潜阳,清热息风。方中用牡蛎、龙骨、石脂、石英重镇以潜肝阳之亢;石膏、寒水石、滑石咸寒以泻风化之火;妙在用大黄之苦寒泻下,使热盛风动得以平息;反佐以干姜、桂枝之温,以制诸石之咸寒,甘草和中以调和诸药。本方为现在中风病肝火偏旺、风邪内动的常用方法,久服可以达到填补镇静之效。

【现代应用】　如表4－1。

表4－1　风引汤现代应用

病　名	症　状	来　源
① 半身不遂	中风后遗症半身不遂(后世人参再造丸,是从此方变化而来的)	《广州中医药》1979年第7期
② 寒痹	肌肉关节冷痛剧烈,遇热则减,活动加剧	《老中医医案话选》
③ 脚气	足胫肿大,重着软弱,麻木无力,行动不便	《广东中医》1964年第1期
④ 坐骨神经痛	臀部髋部冷痛,牵引大小腿,活动后加剧,遇热减轻,甚至有麻木、肿胀感	《小包重成:日本东洋医学会志》
⑤ 子宫脱垂	小腹冷痛,作胀不适,子宫下垂	《四州医学》1980年第1期
⑥ 顽固性肝风	腰背酸楚,状如火灼,有时走窜四肢	《浙江中医学报》1981年第5期
⑦ 热性瘫痪	发热或不发热,肢体瘫痪不能活动,烦渴,舌红,脉数	《浙江中医药》1979年第2期
⑧ 痓病	身热或肢体痛,手足搐搦,甚至涌痰流涎	《浙江中医药》1979年第12期
⑨ 癫痫	卒仆人事不省,手足掣引,两目上翻,口吐白沫,伴有羊啼声,反复发作	《浙江中医药》1979年第12期

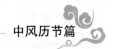

续　表

病　名	症　状	来　源
⑩ 发狂	麻疹后神志不清,呼之不应,言语错乱,高声呼叫,甚至手舞足蹈或口苦欲饮	《江苏中医》1969 年第 2 期
⑪ 蛛网膜下腔出血	项强,头痛如劈,恶心呕吐谵语,痉厥,或见偏瘫,口眼歪斜	《临床资料选编》

三、防己地黄汤

【组成】　防己一钱　桂枝三钱　防风三钱　甘草二钱。

【用法】　上四味,以酒一杯,浸之一宿,绞取汁,生地黄二斤,咬咀,蒸之如斗米饭大,以铜器盛其汁,更绞地黄汁,和,分再服。

【功效】　养血清热祛风。

【主治】　治病如狂状,妄行,独语不休,无寒热,其脉浮。

【方解】　病如狂状,妄行谵语,如身热脉沉而数,则为阳明热盛,若无寒热,脉象浮则为血虚生热,外邪乘虚侵袭,热扰心神所致。治疗用防己地黄汤养血清热祛风。方中重用地黄养血清热为君,轻用防己、防风、桂枝疏风祛邪,甘草和中补气。但须注意,若无外感风邪,而见狂妄谵语者,此方当禁止使用。

【现代应用】　如表 4-2。

表 4-2　防己地黄汤现代应用

病　名	症　状	来　源
① 急性风湿性关节炎	发热,关节疼痛而肿,或多汗或口渴,脉数	《新中医》1981 年第 2 期
② 肝风	神志时清时昧,哭笑无常,口干便结,头昏目痛	《赵守真治验回忆录》
③ 关节疼痛舞蹈症	关节疼痛游走不定,或手舞足蹈,口渴便干	《湖南医学杂志》1975 年第 3 期

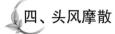

四、头风摩散

【组成】 大附子一枚(炮) 盐等分。

【用法】 上二味为散,沐了,以方寸匕,已摩病上,令药力行。

【功效】 温经祛风。

【主治】 治头风头痛。

【古代用法】 ① 附子摩头散(即本方):治因沐头中风,多汗恶风,当先一日而病甚,头痛不可以出,至风日则少愈,多日首风。(《三因极一病证方论》)

② 治卒中恶风头痛方,捣生乌头去皮,以醋和涂故布上,敷痛上须臾痛止,干再上。(《千金翼方》)

③ 疗毒恶肿,生乌头切片醋熬成膏摊贴,次日根出。(《普济方》)

④ 手足冷裂,附子去皮为末,以水面调涂之良。(《谈野翁试验方》)

⑤ 腰脚冷痛,乌头三个去皮脐,研末醋调贴,须臾痛止。(《十便良方》)

⑥ 神仙外应膏:治左瘫右痪,筋骨疼痛,手足拘挛,川乌一斤为细末,用隔年陈醋,入砂锅内慢火熬如酱色,敷患处,如病有一年,敷后一日发痒,如病二年,二日发痒,痒时令人将手拍痒处,以不痒为度。先用升麻、皮硝、生姜煎水洗患处,然后敷药,不可见风。(《万病回春》)

⑦ 偏头风遇寒即痛者,属寒伏于脑,用《金匮》头痛摩散,一法用川乌末醋调涂痛处。(《张氏医通》)

五、桂枝芍药知母汤

【组成】 桂枝四两 芍药三两 甘草二两 麻黄二两 生姜五两 白术五两 知母四两 防风四两 附子二枚(炮)。

【用法】 上九味,以水七升,煮取二升,温服七合,日三服。

【功效】 祛风除湿,散寒清热。

【主治】 诸肢节疼痛,身体魁羸,脚肿如脱,头眩短气,温温欲吐。

【方解】 风湿流注于筋脉关节,气血运行不畅,故肢节疼痛肿大;痛久不解,正气日衰,邪气日盛,故身体逐渐消瘦;风邪上起,则头昏目黑;湿阻中焦,则气短呕

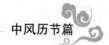

恶;湿无出路,流注下肢,则脚肿如脱。病因风寒湿外袭,渐次化热伤阴。故治以桂枝芍药知母汤,方中以桂枝、麻黄、防风、白术祛风散寒除湿,附子温经解痛,知母、芍药清热养阴,生姜、甘草和胃调中。

【古代应用】 ① 防风汤(即本方去麻黄):主身体四肢节疼痛如坠脱肿,按之皮急,头眩短气,温温闷乱欲吐。(《外台秘要》引《古今录验》)

② 本方治风毒肿病,憎寒壮热,渴而脉数,欲成脓者。(《类聚方广义》)

【现代应用】 如表4-3。

表4-3 桂枝芍药知母汤现代应用

病 名	症 状	来 源
① 历节病	风寒湿邪,化热伤阴,肢体关节疼痛或肿,有灼热感,唇干口燥	《金匮发微》
② 坐骨神经痛	臀部掣痛引及下肢,甚则屈伸抬举如刺,步行受限,局部有灼热感,或口渴	《芜湖医学》1980年第6期
③ 鹤膝风	膝关节肿大,灼热疼痛,屈伸加剧,形体消瘦,甚者有低热	《浙江中医》1980年第2期
④ 类风湿关节炎	关节剧烈疼痛,重者关节肿痛突形,形体消瘦,甚者有低热	《浙江中医》1980年第2期

六、乌头汤

【组成】 麻黄 芍药 黄芪各三两 甘草三两(炙) 川乌五枚(㕮咀,以蜜二升,应取一升,即出乌头)。

【用法】 上五味,㕮咀四味,以水三升,煮取一升,去滓内蜜更煎之,服七合。不知,尽服之。

【功效】 温经散寒,除湿宣痹。

【主治】 病历节不可屈伸疼痛。脚气疼痛,不可屈伸。

【方解】 历节寒湿留于关节,经脉痹阻不通,气血运行不畅,故关节剧烈疼痛,不能屈伸。治以乌头汤温里祛寒,除湿解痛,方中麻黄发汗宣痹;乌头祛寒解痛;芍药、甘草缓急舒筋;同时黄芪益气固卫,助麻黄、乌头以温经止痛,又可防麻黄过于发散;白蜜甘缓,能解乌头毒;诸药配伍能使寒湿之邪微汗而解,病邪去而正气不伤。

【古代应用】 ① 乌头汤(即本方):治雷头风。(《眼科锦囊》)

② 为蝮蛇所咬者,用乌头汤(即本方)及紫丸,内服。外用柿实之汁涂之,则愈。(《汉药神效方》)

【现代应用】 如表4-4。

表4-4 乌头汤现代应用

病　名	症　状	来　源
① 关节炎	病关节剧烈疼痛,形寒怕冷,脉迟舌白	《江苏中医》1964年第1期
② 异变性亚败血症	关节痛,长期发热,时有皮疹,或咽痛	《上海中医》1981年第10期

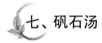

七、矾石汤

【组成】 矾石二两。

【用法】 上一味,以浆水一斗五升,煎三五沸,浸脚良。

【功效】 燥湿利水。

【主治】 治脚气冲心。

【古代应用】 ① 治脚膝风湿,虚汗少力,多疼痛及阴汗湿痒,烧矾作灰,细研末一匙头,沸汤投之,淋洗痛处。(《御药院方》)

② 主蝎螫,以矾石一两醋半升煎之,投矾末于醋中,浸螫处。(《孙真人食忌》)

③ 治漆疮方,矾石著汤中令消,洗之。(《千金方》)

④ 治小儿口疮,不能吮乳方,取矾石如鸡子大,置醋中,研涂儿足下,三七遍,立愈。(《千金翼方》)

⑤ 折伤止痛,白矾末一匙,泡汤一碗帕蘸乘热裛伤处,少时痛止,然后排整筋骨点药。(《灵苑方》)

⑥ 独圣散:治汤泡破、火烧破、疱毒疼痛,生白矾为细末,芝麻油调扫疱破处,不拘时候。(《兰宝秘藏》)

⑦ 治无名肿毒,发背、痈疽疔疮等毒,白矾不拘多少为末,入新汲水内,用纸三

四张浸内将一张贴患处,频频贴之,更贴十数次,立消。(《寿世保元》)

⑧ 治脚汗不止,用白矾一两,水煎洗脚。(《经验良方》)

⑨ 平素脱肛微者,用矾石蒸之,则复原。(《汉药神效方》)

八、续命汤(引《古今录验》)

【组成】 麻黄　桂枝　当归　人参　石膏　干姜　甘草各三两　芎䓖一两　杏仁十四枚。

【用法】 上九味,以水一斗,煮取四升。温服一升,当小汗,薄覆脊,凭几坐,汗出则愈;不汗,更服。无所禁,勿当风。并治但伏不得卧,咳逆上气,面目浮肿。

【功效】 补气养血,祛风散邪。

【主治】 治中风痱,身体不能自收,口不能言,冒昧不知痛处,或拘急不得转侧。

【方解】 尤在泾:"痱者,废也,精神不持,筋骨不用,非特邪气之扰,亦真气之衰也。"因此说明外风的侵入人体,必先因气血的不足,所以治疗应在补气养血的基础上祛风散邪。方中用人参、甘草补中益气;当归、川芎养血调营;麻黄、桂枝疏风散邪;石膏、杏仁清热宣肺;干姜和胃温中。如气血渐旺,风邪外出,则风痱自愈。

【古代应用】 大续命汤(即本方):治肝厉风,卒然喑哑,通治五脏偏贼风。又治大风经脏,奄忽不能言,四肢垂曳,皮肉痛痒不自知,宜产后及老小等方。(《千金方》)

【现代应用】 如表4-5。

表4-5　续命汤现代应用

病　名	症　状	来　源
① 中风	半身瘫痪,口角㖞斜或突然昏倒,神志不清	《广东医学》1964年第6期
② 手足麻木	手足麻木,步行困难,运动受限,或伴头昏眩晕	《中医方药治验三十年》
③ 关节炎	关节疼痛,气喘,痰多色白,咽痒,身热恶寒	《福建中医医案医语选编》第1辑

九、三黄汤(引《千金方》)

【组成】 麻黄五分 独活四分 细辛二分 黄芪二分 黄芩三分。

【用法】 上五味,以水六升,煮取二升。分温三服,一服小汗,二服大汗。心热加大黄二分,腹满加枳实一枚,气逆加人参三分,悸加牡蛎三分,渴加瓜蒌根三分。先有寒加附子一枚。

【功效】 固卫祛风,解表清热。

【主治】 治中风手足拘急,百节疼痛,烦热心乱,恶食不欲饮食。

【方解】 卫气不足,风邪外中,营卫不和,故恶寒,手足拘急,百节疼痛;风为阳邪,最易化热,故烦热心烦乱,不欲饮食。治宜固卫祛风,解表清热,用三黄汤。方中用黄芪补气固表,麻黄、独活、细辛解表疏风,黄芩清热降火。如热邪内结成实,发热便秘,则用大黄泻热通腑。

【古代应用】 三黄汤兼治贼风,偏风,猥退风,半身不遂,失音不言。(《三因极一病证方论》)

十、术附汤(引《近效方》)

【组成】 白术二两 附子一枚半(炮去皮) 甘草一两(炙)。

【用法】 上三味,到,每五钱匕,姜五片,枣一枚,水盏半,煎七成,去滓,温服。

【功效】 温经祛风,健脾益气。

【主治】 治风虚头重眩苦极,不知食味,暖肌,补中益精气。

【方解】 徐忠可:"肾气空虚,风邪乘之,漫无出路,风挟肾中浊阴之气,厥逆上攻,致头中眩苦至极,兼以胃气亦虚,不知食味,此非轻扬风剂可愈,故用附子暖其水脏,白术、甘草暖其土脏,水土一温,犹冬月井中,水土既暖,阳和之气可以立复,而浊邪之气不驱自下矣。"

【现代应用】 如表4-6。

表 4-6　术附汤现代应用

病　名	症　状	来　源
① 眩晕（阳虚）	头晕欲仆，恶心呕吐痰涎，口腻便溏不畅，肢冷如水，腰膝冷痛酸软	《浙江中医》1979 年第 9 期
② 神经症	头眩眼花，重则卧床不起，每周二至三次，病历一年	《新医学杂志》1978 年第 3 期

十一、崔氏八味丸

【组成】　干地黄八两　山茱萸　薯蓣各四两　泽泻　茯苓　牡丹皮各三两　桂枝　附子（炮）各一两。

【用法】　上八味，末之，炼蜜和丸梧子大。酒下十五丸，日再服。

【功效】　温补肾阳。

【主治】　治脚气上入少腹不仁。

【方解】　详见"血痹虚劳篇"肾气丸。

十二、越婢加术汤（引《千金方》）

【组成】　麻黄六两　石膏半斤　生姜三两　甘草二两　白术四两　大枣十五枚。

【用法】　上六味，以水六升，先煮麻黄去沫，内诸药，煮取三升，分温三服，恶风加附子一枚，炮。

【功效】　散寒祛风，清热除湿。

【主治】　治肉极，热则身体津脱，腠理开，汗大泄，厉风气，下焦脚弱。

【方解】　风胜则热胜，以致肉极而汗多，势必津脱，津脱则腠理愈虚，则腠理不能复固，汗泄不已，将必大泄。风入荣为厉，《内经》"厉者有荣气热腑"。今风入荣为热，即是厉风气矣。盖风盛气陷，下焦本虚，至厥阳而浊阴不降，无以养阴而阴愈虚，则下焦脚弱，故以麻黄通痹气，石膏清气分之热，姜枣以和营卫，甘草、白术以理脾家之正气，汗多而用麻黄，赖白术之扶正，石膏之养阴以制之。

血痹虚劳篇

血痹血虚风袭用黄芪桂枝五物汤。

虚劳阳虚失精用桂枝龙骨牡蛎汤，阴阳两虚用小建中汤，阴阳气虚用小建中加黄芪汤，脾胃气血诸虚用薯蓣丸，阴虚失眠用酸仁汤，肾阳不足用八味肾气丸，虚劳瘀血用大黄䗪虫丸。

附方：天雄散、炙甘草汤、獭肝散。

 一、黄芪桂枝五物汤

【组成】 大黄芪三两 芍药三两 桂枝三两 生姜六两 枣十二枚。

【用法】 上五味，以水六升，煮取二升，温服七合，日三服。一方有人参。

【功效】 温阳行痹（补气和营）。

【主治】 血痹阴阳俱微，寸口关上微，尺中小紧，外证身体不仁，如风痹状。

【方解】 "阴阳俱微"，是营卫气血的不足；"寸口关上微，尺中小紧"，是阳气不足，阴血涩滞的反应。血痹的症状，主要是以局部肌肉麻木为特征，如受邪较重的，亦可有酸痛感，所以说"如风痹状"。但血痹与风痹的症状有一定的区别，前者以麻木为主，而后者以疼痛为主。治用黄芪补气，桂枝通阳，芍药除痹，生姜、大枣调和营卫，合而为温阳行痹之功。

【古代应用】 黄芪桂枝五物汤：治风痹身无痛，半身不遂，手足无力不能履者，久久服之，自见其功。（《时病论》）

【现代应用】 如表 5-1。

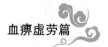

表 5 - 1 黄芪桂枝五物汤现代应用

病　名	症　状	来　源
① 腓神经麻痹	足背及小腿外侧麻木不仁,下肢发冷,腿足关节不能伸直	《浙江中医杂志》1980 年第5 期
② 中风后遗症	半身不遂,肌肤手足麻木不仁,口眼歪斜,行动迟缓	《浙江中医学院学报》1979年第2 期
③ 高血压病	血压较高,头昏且痛,口眼歪斜,肢体麻木或活动不利,言语蹇涩	《上海中医药杂志》1963 年第 7 期
④ 低钙性抽搐	精疲力倦,面黄体瘦,四肢经常抽搐,脉缓苔白	《浙江中医杂志》1980 年第10 期

二、桂枝龙骨牡蛎汤

【组成】　桂枝　芍药　生姜各三两　甘草二两　大枣十二枚　龙骨　牡蛎各三两。

【用法】　上七味,以水七升,煮取三升,分温三服。

【功效】　调和阴阳,镇潜摄精。

【主治】　夫失精家,少腹弦急,阴头寒,目眩,发落,脉极虚芤迟,为清谷,亡血,失精。脉得诸芤动微紧,男子失精,女子梦交。

【方解】　遗精的病人,由于经常梦遗失精,精液耗损太甚,阴虚及阳,故少腹弦急,外阴部寒冷;精血衰少,则目眩发落。"极虚芤迟,为清谷,亡血,失精",意思是说,极虚芤迟的脉象,既能见于失精的病人,也可以见于亡血或下利清谷的病人。

芤动为阳,微紧为阴,所谓"脉得诸芤动微紧",是说或见芤动,或见微紧,不是四脉同时出现,以上脉症说明本证遗精或梦交为阴阳两虚之候,故用桂枝汤调和营卫,加龙骨、牡蛎镇潜摄纳,如阳能固摄,阴能内守,则精不致外泄。

【古代应用】　①《小品》龙骨汤(即本方):疗梦交失精,诸脉浮动,心悸少急,阴头寒,目眶疼,头发脱者。(《外台秘要》)

② 深师桂心汤(即本方):疗虚喜梦与女邪交接,精为自出方。(《外台秘要》)

③ 白龙汤(即本方):治男子失精,女子梦交,自汗盗汗等证。(《万病回春》)

④ 小腹急痛,便溺失精,溲出白液,桂枝加龙骨牡蛎汤。(《张氏医通》)

⑤ 浅田伯曰：桂枝加龙骨牡蛎汤，本为治失精之方，一老医用此治老宫之屡小遗者，和田廓用此治愈高梃老臣之溺闭，服诸药不效者，余用此治遗尿，屡屡得效。古方之妙，在乎运用，当精思之。（《汉药神效方》）

【现代应用】 如表5-2。

表5-2　桂枝龙骨牡蛎汤现代应用

病　名	症　状	来　源
① 遗精	遗精，心悸头昏，腰酸或痛，膝软，目眩发落，易汗	《成都中医学院老中医医案选》第1集
② 心悸	心悸多汗，失眠梦遗，腰膝酸软或冷	《成都中医学院老中医医案选》第1集
③ 乳漏	面黄体瘦，头眩心悸，四肢无力，两乳汁不断外流	《新医药杂志》1979年第6期
④ 产后多汗	产后汗出淋漓，终日不止，心悸瘆差，头昏怕冷	《江苏中医》1966年第1期
⑤ 项部多汗	头项部自汗，淋漓不止，头昏耳鸣，心悸，腰酸膝冷	《岳美中论医集》
⑥ 产后郁冒	产后发热，恶寒汗出不解，头昏目眩，手足搐搦或便干	《临床心得经验选》
⑦ 小儿肺炎	凡小儿咳嗽气喘，形体虚劳，诸治无效	《中医杂志》1964年第10期
⑧ 遗溺	面黄体瘦，精神疲倦，反复遗溺不止	《浙江中医》1965年第9期
⑨ 奔豚	自觉有气从小腹上冲至咽胸，发则难忍，停则如常	《浙江中医学院学报》1980年第4期
⑩ 多梦夜游	睡眠后多梦，重则因梦而起行走，醒后方知	《浙江中医学院学报》1980年第4期

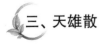

三、天雄散

【组成】 天雄三两（炮）　白术八两　桂枝六两　龙骨三两。

【用法】 上四味，杵为散，酒服半钱匕，日三服，不知，稍增之。

【功效】 温阳摄精。

【主治】 阳虚、遗精、阳痿。

【方解】 魏念庭:"天雄散一方,纯以温补中阳为主,以收涩肾精为佐,想为下阳虚甚而上焦较轻者设也。"

【古代应用】 ① 天雄散:治五劳七伤,阴痿不起衰损方。(《千金方》)

② 天雄,治阳虚亡血失精。(《医醇賸义》)

【现代应用】 如表5-3。

表5-3 天雄散汤现代应用

病 名	症 状	来 源
头痛	头痛且昏,健忘腰酸痛膝冷,遗精小便清长	《广东医学》1964年第6期

四、小建中汤

【组成】 桂枝三两(去皮) 甘草二两(炙) 大枣十二枚 芍药六两 生姜三两 胶饴一升。

【用法】 上六味,以水七升,煮取三升,去滓,内胶饴,更上微火消解,温服一升,日三服。呕家不可用建中汤,以甜故也。

【功效】 调协阴阳,建立中气(建中散寒)。

【主治】 虚劳里急,悸,衄,腹中痛,梦失精,四肢酸疼,手足烦热,咽干口燥。

【方解】 人体阴阳是相互维系的,所以虚劳病的发展,往往阴虚及阳,或阳虚及阴,从而导致阴阳两虚之证。由于人体阴阳的偏盛偏衰,可以产生偏寒偏热的证候,所以当阴阳两虚时,就会出现寒热错杂之证。如阴虚生热,则衄血,手足烦热,咽干口燥;阳虚生寒,则里急,腹中痛;心营不足则心悸;肾虚阴不能内守,则梦遗失精;气血虚衰不能营养四肢,则四肢酸疼,这些都是阴阳失调的虚象。因此治疗方法就不能简单以热治寒,以寒治热。尤在泾谓:"欲求阴阳之和者,必求于中气,求中气之立者,必以建中也。"故小建中汤用甘草、大枣、胶饴之甘以建中而缓急,姜桂之辛以通阳调卫气,芍药之酸以收敛和营气,目的在于建立中气,使中气得以四运,从阴引阳,从阳引阴,俾阴阳得以协调,则此寒热错杂之证也随之消失。

【古代应用】 ① 疗男女因积劳虚损,或大病后不复,常苦四肢沉重,骨肉酸痛,呼吸少气,行喘乏,胸满气急,腰背胀痛,咽干唇燥,面体少华,或饮食无味,胁肋腹胀,头重不举,多卧少起,甚者头晕,轻者百日,渐致瘦弱,五脏气竭,则难复振。(《千金方》)

② 小建中汤:主五劳七伤,小腹急,脐下膨胀,两胁胀满,腰脊相引,鼻干口燥,目暗眈眈,愦愦不乐,胸中气逆,不下饮食,茎中策然痛,小便赤黄,尿有余沥,梦与鬼神交,失精,惊恐,虚乏方。(《千金翼方》)

③《古今录验》芍药汤(即本方):疗虚劳里急,腹中痛,梦失精,四肢酸疼,手足烦热,咽干口燥,并妇女少腹痛。(《外台秘要》)

④ 芍药汤(即本方去大枣):治非时便血。(《圣济总录》)

⑤ 建脾散(即本方加缩砂):治脾痞胁痛。(《示儿仙方》)

⑥ 小建中汤:治失典,虚者阿胶代胶饴。(《徐氏医法指南》)

⑦ 小建中汤:治脾虚不能统血,吐血自汗,即本方以阿胶代胶饴。治痰涎中见血,属脾虚不能摄血者,于前方中加黄连。(《济阴纲目》)

【现代应用】 如表5-4。

表5-4 小建中汤现代应用

病　名	症　状	来　源
① 便血	大便血如柏油样,腹痛或胀,纳减乏力肢冷	《绵阳地区老中医经验选编》
② 发热	身热不退,形寒肢冷,小便自利,便溏神倦乏力	《江西医药》
③ 眩晕	眩晕眼花,甚则欲仆,便溏食减,面色萎黄无华	《新医学》1975年第12期
④ 脱肛	精神疲倦,面色萎黄,食减便溏,脱肛	《绵阳地区老中医经验选编》
⑤ 胃炎胃溃疡	胃痛喜按,喜热饮,得食则缓,舌淡苔白	《广东医学》1965年第6期
⑥ 顽固性癫痫	癫痫反复发作,伴有腹痛呕吐,腹直肌痉挛	《日本东洋医学会志》
⑦ 原因不明的低血糖症	血糖偏低,反复出现,难以根治。经常心慌,忽然昏倒,不知人事,冷汗淋漓,得糖诸症均除,但不能根治	《绵阳地区老中医经验选编》
⑧ 脑脊髓膜炎后遗症	视力减退,头昏乏力,神疲食减	《绵阳地区老中医经验选编》

五、黄芪建中汤

【组成】 于小建中汤内加黄芪一两半。

【用法】 用法同小建中汤,气短胸满者加生姜,腹满者去枣,加茯苓一两半;及疗肺虚损不足,短气加半夏三两。

【功效】 建中补气。

【主治】 虚劳里急,诸不足。

【方解】 里急是腹中拘急,诸不足是气血阴阳俱不足,故用小建中汤加黄芪补中以缓急迫。本证候与小建中汤证略有区别。从加黄芪来推测,本证应有自汗或盗汗,身重或不仁等证。

【古代应用】 ① 删繁建中汤:疗肺虚损不足补气方(即本方内加半夏)。又《古今录验》黄芪汤:主虚劳里急,引少腹绞痛拘挛,睾丸肿缩疼痛(即本方)。后云呕即除饴。又黄芪汤:疗虚劳里急少腹痛,气引胸胁痛,或心痛短气(于本方内加干姜、当归)。又建中黄芪汤(即本方去芍药):疗虚劳短气,少腹急痛,五脏不足。又必效黄芪汤(即本方内加人参、当归,若失精加龙骨、白蔹):疗虚劳下焦虚冷,不甚渴,小便数。(《外台秘要》)

② 加味建中汤(于本方加浮小麦):治诸虚自汗。又黄芪建中汤加川芎、当归,治血虚得身痛。(《仁斋直指方》)

③ 黄芪建中汤:治血气不足,体常自汗。(《类方准绳》)

④ 黄芪建中汤:治脉弦气弱,毛枯槁,发脱落。(《济阴纲目》)

⑤ 劳倦所伤,寒温不适,身热头痛,自汗恶寒,脉微而弱,黄芪建中汤。(《张氏医通》)

⑥ 黄芪建中汤:治气血虚弱,四肢倦怠,气短懒言。(《医醇賸义》)

【现代应用】 如表5-5。

表5-5 黄芪建中汤现代应用

病　名	症　状	来　源
① 泄泻	便解溏薄,日行数次,脘胀肠鸣或隐痛怕冷	《谢映庐医案》
② 低热	面黄体瘦,精疲力倦,低热在37.5～38℃,脉虚苔白	《江苏中医》1965年第4期

续　表

病　名	症　状	来　源
③ 胃下垂	面黄体瘦,食入后腹满肠胀,X线摄片见胃下垂	《江苏中医》1965 年第 4 期
④ 便血	便血如柏油样,量多少不一,气短懒言,四肢不温,面色萎黄	《江西中医药》1960 年第 8 期
⑤ 盗汗	盗汗失眠乏力,纳少便溏,短气懒言,四肢欠温	《大同医药》1980 年第 1 期
⑥ 胃及十二指肠溃疡	面黄体瘦,精疲力倦,胃脘痛喜按,得食则安,苔腻脉缓迟	《中医杂志》1973 年第 3 期

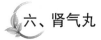

六、肾气丸

【组成】　干地黄八两　山药　山茱萸各四两　泽泻　丹皮　茯苓各三两　桂枝　附子(炮)各一两。

【用法】　上八味,末之,炼蜜和丸梧桐子大,酒下十五丸,加至二十丸,日再服。

【功效】　温补肾阳。

【主治】　虚劳腰痛,少腹拘急,小便不利者。

【方解】　腰为肾之外府,肾阳虚则腰痛;肾气不足,则膀胱气化不利,故少腹拘急,小便不利。治用八味肾气丸,方中用桂、附助阳之弱以化水,六味滋阴之虚以生气,使肾气振奋,则诸症自愈。

【古代应用】　① 八味肾气丸:治虚劳不足,大渴欲饮水,腰痛少腹拘急,小便不利。(《千金方》)

② 八味丸:治肾气虚乏,下元冷惫,腰腹疼痛,夜多遗溺,脚膝缓弱,肢体倦怠,面色黧黑。又治脚气上冲,少腹不仁,及虚劳不足,渴欲饮水,腰重疼痛,少腹拘急,小便不利或男子消渴,小便反多,妇人转胞,小便不通。方与《千金》同。方后云:久服壮元阳,益精髓,活血驻颜,强志轻重。(《太平惠民和剂局方》)

③ 十补丸(于本方加鹿茸、五味子):治肾脏虚弱,面色黧黑,足冷足肿,耳鸣耳聋,肢体羸瘦,足膝软弱,小便不利,腰脊疼痛,但是肾虚之证。(《严氏济生方》)

④ 都气丸(于本方加五味子):治左右二肾,水火兼益。(《医垒元戎》)

⑤ 八味丸:治命门火衰,不能生土,以致脾胃虚寒,而患流注鹤膝等证,不能消

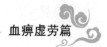

溃收敛,或饮食少思,或饮而不化,或脐腹疼痛,夜多遗溺,王冰云:益火之源以消阴翳,即此方也。又治肾水不足,虚火上炎,发热作渴,口舌作疮,或牙龈溃烂,咽喉作痛,形体憔悴,寝汗等证,加五味子四两。(《薛氏医案》)

⑥ 今人入房盛而阳事愈举者,阴虚火动也。阳事先痿者,命门油衰也。是方于六味加桂附以益命门之火,使作强之官得其职矣。(《吴氏医方考》)

⑦ 地黄丸:治肾虚解颅或行迟语迟等证,于本方去桂枝、附子。(《小儿药证直诀》)

⑧ 兰轩医谈云:磁石为肾部虚弱要药,将八味丸内附子代以五味子加磁石,治肾虚耳聋有奇效。(《汉药神效方》)

⑨ 八味丸内加川楝肉、巴戟肉,以斑龙胶为丸,治劳疝,房劳伤精,损气气陷。(《医经会元》)

【现代应用】 如表5-6。

表5-6 肾气丸现代应用

病 名	症 状	来 源
① 慢性肾炎	肢体反复浮肿,腰酸疼痛,面色㿠白,尿少怕冷	《新医学》1977年第4期
② 尿崩症	小便量多,尿频,口渴多饮,饮不解渴,腰酸怕冷,头眩发落,阳痿遗精	《江西中医药》1960年第11期
③ 输尿管结石	腰疼剧烈,溲解亦痛,量少色黄,四肢欠温,怕冷	《岳美中医案》
④ 黏液性水肿	水肿不愈,皮肤粗糙且厚,畏寒怕冷,毛发脱落,神倦懒言,反应迟钝,腰酸,健忘或语声嘶哑	《山西医药杂志》1978年第3期
⑤ 乳糜尿	尿如米糜,或夹滑腻之物,腰酸少腹不适,下肢浮肿,四肢欠温	《医案选编》
⑥ 眩晕	眩晕眼花,甚至昏仆,面色㿠白,汗出肢冷	《山西医药杂志》1978年第5期
⑦ 腹泻	肠鸣腹泻,质溏薄清冷,食谷不化,日行数次,久而不愈,下肢觉冷,腰酸溲清	《辽宁中医杂志》1980年第10期
⑧ 希恩综合征	经闭无性欲,面色㿠白,头发稀落渐无,怕冷神倦,懒言形瘦,尿多清长	《天津医药》1975年第6期
⑨ 梅核气	咽梗如异物阻塞,口舌糜溃色不红,面色㿠白,怕冷腰酸	《新中医》1975年第6期

续　表

病　名	症　状	来　源
⑩ 舌糜	舌上糜烂,光剥无苔不红,活动欠利,神疲足冷,面色㿠白	《广东医学》1964 年第 3 期
⑪ 耳衄	耳道流血色淡质稀点滴不净,头痛涕出,盗汗遗精,声低气怯,畏寒肢冷	《中医杂志》1962 年第 8 期
⑫ 失眠	失眠健忘,耳鸣腰酸,或头晕阳痿遗精,神怯肢冷	《黑龙江中医药》第 2 期
⑬ 小儿疳积	小儿骨瘦如柴,面色萎黄,脘腹胀满,食少便溏	《江苏中医》1980 年第 6 期

七、薯蓣丸

【组成】　薯蓣三十分　当归　桂枝　干地黄　曲豆黄卷各十分　甘草二十八分　人参七分　芎劳　白芍　白术　麦冬　杏仁各六分　柴胡　桔梗　茯苓各五分　阿胶七分　干姜三分　白蔹二分　防风六分　大枣百枚为膏。

【用法】　上二十一味,末之,炼蜜和丸,如弹子大,空腹酒服一丸,一百丸为剂。

【功效】　调补脾胃,兼益气血。

【主治】　虚劳诸不足,风气百疾。

【方解】　虚劳诸不足,是指人体气血阴阳诸不足。由于人体诸虚不足,抗病力薄弱,容易受外邪侵袭成病。对于因虚而受外邪的治疗方法,应着重扶正方面,不能单纯祛风,反而损伤正气,所以本证以薯蓣丸健脾胃为主。因为脾胃为后天之本,是气血营卫生化之源,气血阴阳诸不足,非脾胃健运,饮食增加,则无由资生恢复。方中用薯蓣专理脾胃,人参、白术、茯苓、干姜、曲豆黄卷、大枣、甘草益气调中,当归、芎劳、白芍、地黄、麦冬、阿胶养血滋阴,柴胡、桂枝、防风祛风散邪,杏仁、桔梗、白蔹理气开郁,诸药合用,共奏扶正祛邪之功。

【古代应用】　① 薯蓣丸:治头目眩冒,心中烦郁,惊悸狂癫方(即本方加黄芩,以鹿角胶代阿胶)。又补命门,大薯蓣丸治男子女人虚损伤绝,头目眩,骨节烦疼,饮食减少,羸瘦百病方(即本方无曲豆黄卷、芎劳、麦冬、柴胡、茯苓、防风,有附子、泽泻、天冬、黄芩、干漆、石膏、前胡、大黄、五味子二十四味)。(《千金方》)

② 大薯蓣丸:疗男子五劳七伤,晨夜气喘急,内冷身重,骨节烦疼,腰背酸痛,

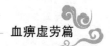

引腹内,羸瘦不得饮食,妇人绝孕,疝瘕诸疾。服此药令人肥白,补虚益气,即前方无白敛有黄芪,合二十四味。(《外台秘要》引《古今录验》)

八、酸枣仁汤

【组成】 酸枣仁二升 甘草一两 知母二两,茯苓二两 芎𧮫二两。(深师有生姜二两)

【用法】 上五味,以水八升,煮酸枣仁,得六升,内诸药,煮取三升,分温三服。

【功效】 养阴宁心。

【主治】 虚劳虚烦不得眠。

【方解】 本证是由肝阴不足、心血亏虚所导致,肝阴不足则生热,心血不足则心神不安,所以虚烦失眠,治以酸枣仁汤。方中用酸枣仁以养肝阴,茯苓、甘草以宁心安神,知母以清热,川芎理血疏肝,共奏养阴清热、安神宁心之效。

【古代应用】 ① 酸枣汤(于本方加麦冬、干姜):主伤寒及吐下后,心烦乏气,不得眠方。(《千金翼方》)

② 深师小酸枣汤(于本方加生姜二两。一加桂二两):疗虚劳不得眠,烦不可宁者方。(《外台秘要》)

③ 诸病久久不愈,尫羸困惫,身热寝汗,怔忡失眠,口干喘嗽,大便溏,小便涩,饮食无味者,宜酸枣仁汤。(《类聚方广义》)

【现代应用】 如表5-7。

表5-7 酸枣仁汤现代应用

病　名	症　状	来　源
① 失眠	心烦不寐易醒,多梦纷纭,头晕目眩,午后潮热,手足心热	《广东医学》1965年第1期
② 冠心病	心悸胸闷,时有隐痛难忍,甚至引及两胁,寐时多梦或有头痛心烦	《蒲辅周医疗经验》

九、大黄䗪虫丸

【组成】 大黄十分(蒸) 黄芩二两 甘草三两 桃仁一升 杏仁一升 芍药

四两　干地黄十两　干漆一两　䗪虫半升　水蛭百枚　蛴螬一升　虻虫一升。

【用法】　上十二味,末之,炼蜜和丸小豆大,酒饮服五丸,日三服。

【功效】　活血化瘀,缓中补虚。

【主治】　五劳虚极羸瘦,腹满不能饮食,食伤、忧伤、饮伤、房室伤、饥伤、劳伤、经络营卫气伤,内有干血,肌肤甲错,两目黯黑。

【方解】　羸瘦,是五劳伤害到了极点的结果,腹满不能饮食,是脾胃运化失常的表现。由于虚劳日久不愈,经络气血的运行受到影响,从而产生瘀血,停留于体内,此即所谓"干血",瘀血内停,妨碍新血的生成,肌肤失其营养,故粗糙如鳞甲状,两目黯黑,治宜缓中补虚。以大黄䗪虫丸,方中用大黄、䗪虫、桃仁、虻虫、水蛭、蛴螬、干漆活血化瘀,芍药、地黄养血补虚,杏仁理气,黄芩清热,甘草、白蜜益气缓中,为久病血瘀的缓方。

【古代应用】　① 大黄䗪虫丸:治腹胀有形块,按之而痛不移,口不欲食,小便自刹,大便黑色,面黄脱削者,血证谛也,此丸与之。(《济阴纲目》)

② 结在内者,手足脉必相失,宜此方,然必煎大补剂琼玉膏之类服之。(《类方准绳》)

③ 大黄䗪虫丸:治妇人经行不利,渐为心腹胀满,烦热咳嗽,面色煤黄,肌肤干皮起状如麸片,目中晕暗,或赤涩羞明怕日者,又治小儿疳眼,生云翳,脸烂羞明,不能视物,并治雀目。(《类聚方广义》)

【现代应用】　如表5-8。

表5-8　大黄䗪虫丸现代应用

病　名	症　状	来　源
① 发热	发热不高,日久不解,形体消瘦,肌肤甲错	《成都中医学院老中医医案选》第1集
② 干血痨	经停日久,潮热盗汗,夜不安卧,形体消瘦,面色黯滞	《冉雪峰医案》
③ 慢性肝炎	右胁下胀痛,引及脘腹,甚则拒按,纳少,面色暗滞,舌有瘀斑	《天津医药》1975年第7期
④ 中风后遗症	半身不遂,口眼㖞斜,口角流涎,语言謇涩	《云南中医学院学报》1980年第3期

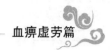

续 表

病　名	症　状	来　源
⑤头痛	头痛频发,痛处固定有针刺感,舌有瘀斑	《云南中医学院学报》1980年第1期
⑥腰腿痛	腰腿剧烈刺痛,不能转侧,行走不便	《云南中医学院学报》1980年第3期
⑦高血压病	头昏刺痛,耳鸣善怒,心烦不寐,肢麻,舌紫脉涩,血压偏高	《云南中医学院学报》1980年第3期

附方1　炙甘草汤(引《千金方》)

【组成】　甘草四两(炙)　桂枝　生姜各三两　麦门冬半升　麻仁半升　人参二两　阿胶二两　大枣三十枚　生地黄一斤。

【用法】　上九味,以酒七升,水八升,先煮八味,取三升,去滓,内胶消尽,温服一升,日三服。

【功效】　补心复脉。

【主治】　治虚劳不足,汗出而闷,脉结悸,行动如常,不出百日,危急者,十一日死。

【方解】　徐忠可:"此虚中润燥复脉之神方也,谓虚劳不足者,使阴阳不至暌隔,荣卫稍能随序,则元气或可见渐复;若汗出由荣强卫弱,乃不因汗而爽,反得闷,是阴不与阳和也,今脉结,是营气不利,悸则血亏而心失所养,荣气既滞而更外汗,岂不立槁乎。故虽内外之脏腑未绝,而行动如常,断云不出百日,知阴亡而阳自绝也。若危急则心先绝,故十一日死,故以桂甘行身之阳,姜枣宣其内之阳而类聚,参、胶、麻、麦、生地润养之物,以滋五脏之燥,使阳得行于荣中,则脉自复,名曰炙甘草汤者,土为万物之母,故既以生地主心,麦冬主肺,阿胶主肝肾,麻仁主肝,人参主元气而复以炙甘草为和中之总司。"

【古代应用】　①伤寒脉结代,心动悸,炙甘草汤主之。(《伤寒论》)

②治肺痿涎唾多,心中温温液液者,炙甘草汤主之。(《外台秘要》)

③骨蒸劳嗽,抬肩喘息,多梦不寐,自汗盗汗,疾痰中血丝,寒热交发,两颊红赤,虚里动甚,恶心愦愦欲吐者。(《类聚方广义》)

【现代应用】 如表5-9。

表5-9 炙甘草汤现代应用

病　名	症　状	来　源
① 偶发房颤性早搏	心悸,胸闷气短,脉结代	《临床心得经验选》
② 心房纤颤	心悸胸闷,动则更甚,头昏乏力,脉参伍不调	《江苏中医》1959年第1期

附方2　獭肝散(引《肘后备急方》)

【组成与用法】 獭肝一具,炙干末之,水服方寸匕,日三服。

【功效】 补虚抗痨

【主治】 治冷劳。又主鬼疰,一门相染。

【方解】 徐忠可:"劳无不热,而独言冷者,阴寒之气与邪夹寒入而搏其魂气,使少阳无权,生生气绝,故无不死。又邪气依正气而为病,药力不易及,故难愈。獭者阴兽也,其肝独应月而增减,是得太阴之正,肝与脾为类,故以此治冷劳,邪遇正而化也。獭肉皆寒,惟肝独温,故尤宜冷劳,又主鬼疰一门相染,总属阴邪,须以正阳化之耳。"

【古代应用】 ① 治留邪鬼魅方,水服獭肝末,日三。(《千金方》)

② 香月牛山曰:"骨蒸劳瘵之证,獭肝服之,或将獭肉用豆酱汤煮食亦佳,亦常用之,多奏效,秘方也。"(《汉药神效方》)

肺痿肺痈咳嗽上气篇

肺痿虚热用麦门冬汤,虚寒用甘草干姜汤。

肺痈浊痰壅肺用葶苈大枣泻肺汤,脓痰壅肺用桔梗汤,附方:《千金》苇茎汤。

咳嗽上气外寒内饮用射干麻黄汤,浊痰阻肺用皂荚丸,痰饮外溢用泽漆汤,风热犯肺用越婢加半夏汤,风寒外袭化热用小青龙加石膏汤。

附方:生姜甘草汤、炙甘草汤、甘草汤、桂枝去芍药加皂荚汤、桔梗白散。

一、甘草干姜汤

【组成】 甘草四两(炙) 干姜二两(炮)。

【用法】 上㕮咀,以水三升,煮取一升五合,去滓,分温再服。

【功效】 温肺补气。

【主治】 肺痿吐涎沫而不咳者,其人不渴,必遗尿,小便数,所以然者,以上虚不能制下故也。此为肺中冷,必眩,多涎唾。

【方解】 肺痿是由于阴虚有热,应当咳嗽吐涎沫。现在仅吐涎沫,并不咳嗽,而且口亦不渴,却见遗尿、小便频数等症,这是因为上焦气虚,肺中寒冷,所以不咳不渴。阳虚不能化水,上虚不能制下,所以遗尿溲数。上焦虚寒则阳气不升,故必头眩。肺中寒冷则气不摄津,故多涎唾。法当温肺补气,用甘草干姜汤。方中用甘草补肺复气,干姜温肺散寒。

【古代应用】 ① 疗吐逆,水米不下,甘草干姜汤。(《外台秘要》引《肘后备急方》)

② 治男女诸虚出血,畏寒,不能引气归元,无以收摄其血。(《仁斋直指方》)

③ 老人平日苦小便频数,吐涎、短气、眩晕,难以起步者,用此方。(《类聚方广义》)

【现代应用】 如表 6-1。

表 6-1 甘草干姜汤现代应用

病　名	症　状	来　源
① 眩晕	头眩眼花,脘闷泛恶,甚则卧床不起,起则呕吐,脉弦而苔白	《广东中医》1962 年第 9 期
② 肺痿	吐多量清稀涎沫,头眩短气,食少溲数,形寒神疲乏力	《江西中医药》1960 年第 3 期
③ 遗尿	夜间遗尿,溲解昼见清长,纳减神疲乏力,面色无华	《广东中医》1962 年第 9 期
④ 泄泻	便解溏薄,腹疼喜温,纳少腹胀,四肢不温	《广东中医》1962 年第 9 期
⑤ 胃十二指肠溃疡	胃脘冷痛,食后二小时左右为甚,喜温喜按,得食则减,便溏色黑,如柏油样,肢冷	《哈尔滨中医》1961 年第 3 期
⑥ 鼻衄	鼻衄色淡,质稀,气短或咳痰稀薄,胸闷怕冷	《岳美中医案集》
⑦ 咯血	咯血不止,色淡质稀,微咳,频吐清涎或白沫,口淡	《广东中医》1962 年第 9 期

二、射干麻黄汤

【组成】 射干十三枚(一法三两) 麻黄四两 生姜四两 细辛 紫菀 款冬花各三两 五味子半升 大枣七枚 半夏八枚(大者洗一法半升)。

【用法】 上九味,以水一斗二升,先煮麻黄两沸,去上沫,内诸药,煮取三升,分温三服。

【功效】 温肺化饮,平喘止咳。

【主治】 咳而上气,喉中水鸡声。

【方解】 风寒外袭,水饮内发,内外合邪,闭塞肺气,以致咳嗽喘急。喉中水鸡声,是喉中痰声辘辘,乃痰碍其气,气触其痰,为寒饮咳喘常见之证。治当祛寒解表,温肺止咳,用射干麻黄汤。方中麻黄宣肺平喘,紫菀、款冬花温肺止咳,射干、五味下气敛肺,半夏、生姜开痰化饮,加大枣一味,安中以调和诸药。

【古代应用】 ① 麻黄汤(于本方内去生姜、细辛、紫菀、款冬、五味、半夏):治上气脉浮,咳逆喉中有水鸡声,喘急不通,呼吸欲死。(《千金方》)

② 射干散(于本方去大枣、细辛、款冬,加桂心,临用入蜜):治小儿咳嗽,心胸痰壅,攻咽喉作呀呷声。(《太平圣惠方》)

③ 治久咳不止,或产后喘咳,颈项生痰,瘰疬累累如贯珠者,去细辛、五味子,倍射干加皂角子有效。(《类聚方广义》)

【现代应用】 如表6-2。

表6-2 射干麻黄汤现代应用

病 名	症 状	来 源
① 哮喘	喘息胸闷,喉中痰鸣有声,咳吐稀白痰涎	《浙江中医》1980年第3期
② 慢性气管炎	咳嗽反复发作,痰多清稀,伴鼻塞流清涕,恶寒、发热无汗	《中医杂志》1964年第12期
③ 百日咳	阵作痉咳,甚则呕吐,胸闷喉中痰鸣,痰多清稀	《中医杂志》1964年第12期
④ 上呼吸道感染	咳嗽痰多清稀,身热恶寒,无汗头痛	《蒲辅周医疗经验》

三、皂荚丸

【组成】 皂荚八两(刮去皮,皂荚丸用酥炙)。

【用法】 上一味,末之,蜜丸如梧子大,以枣膏和汤服三丸,日三夜一服。

【功效】 开壅除痰。

【主治】 咳逆上气,时时吐浊,但坐不得眠。

【方解】 肺失清肃,浊痰壅塞,气道为之不利,故咳嗽气喘;肺中稠痰随上气而去,故频频吐浊;但由于痰浊壅盛,虽吐而咳逆喘满依然不减,卧则气逆更甚,所以但坐不得眠。若不迅为扫除,很可能有痰壅气闭的危险,故用除痰最猛的皂荚丸主治,痰去则喘咳自止。皂荚辛咸,能宣壅导痰,利窍涤饮,由于药力峻猛,故用酥炙蜜丸,枣膏调服,以缓和其峻烈之性,并兼顾脾胃,使痰除而正不伤。

【古代应用】 ① 必效疗病喘气急,喉中如水鸡声,无问年月远近方。肥皂荚两挺,好酥一两,上二味于火上炙,去火高一尺许以酥细细涂之,数翻复令得所酥尽止,以刀轻刮去里去皮,然后破之去子皮经脉,捣筛蜜和为丸,每日食后服一丸,如熟豆,日一服讫,取一行微利,如不利时,细细量加,以微利为度,日止一服。(《外台秘要》)

② 治中风,口噤不开,涎潮吐方,用皂莢一挺去皮,涂猪脂炙令黄色,为末,每服一钱匕,非时温酒服,如气实脉大,调二钱匕,如牙关不开,用白梅揩齿口开即灌药,以吐出风涎差。(《简要济众》)

③ 铁角丸,治大小便不通,皂角去皮子炙,不拘多少,为末,酒搅面糊为丸,如桐子大,每服三十丸,酒下。(《宣明论方》)

④ 治喉闭风闭难治者,猪牙皂角一条,用蜜调和,水煎,如急立服,缓则露一宿,尤妙,口紧者击开灌之,将危者即苏。治内外吹乳,乳痈脓痛,已成未成,服之未差,牙皂烧存性,蛤粉炒过,等分为末,每服五钱,好头米酒调下,以醉为度,热服出汗立愈。(《寿世保元》)

【现代应用】 如表6-3。

表6-3 皂莢丸现代应用

病　名	症　状	来　源
咳嗽	咳嗽气喘,胸闷胀满,甚则不能平卧,口黏且腻	《经方实验录》

四、厚朴麻黄汤

【组成】 厚朴五两　麻黄四两　石膏如鸡子大　杏仁半升　半夏半升　干姜二两　细辛二两　小麦一升　五味子半升。

【用法】 上九味,以水一斗二升,先煮小麦熟,去滓,内诸药,煮取三升,温服一升,日三服。

【功效】 温肺清热,除满补虚。

【主治】 咳而脉浮。

【方解】 脉浮主表,而病邪在上的脉亦浮。可知本证病机是病近于表而又邪盛于上。其具体症状,应有咳嗽喘逆,胸满烦躁,咽喉不利,痰声辘辘,但头汗出倚息不能平卧,脉浮苔滑等。故用厚朴麻黄汤散饮降逆,止咳平喘。方中厚朴、麻黄、杏仁宣肺利气降逆,细辛、干姜、半夏化痰止咳,石膏清热除烦,小麦养正安中,五味子收敛肺气。

【古代应用】 厚朴麻黄汤治咳而大逆上气,胸满,喉中不利如水鸡声,其脉浮者。(《千金方》)

【现代应用】 如表6-4。

表6-4 厚朴麻黄汤现代应用

病　名	症　状	来　源
咳喘	咳喘不能平卧,甚则张口抬肩,痰多黄白相兼,胸闷烦躁口渴	《新中医》1980年第3期

五、泽漆汤

【组成】 半夏半升　紫参五两(一作紫菀)　泽漆三斤(以东流水五斗,煮取一斗五升)　生姜五两　白前五两　甘草　黄芩　人参各三两。

【用法】 上九味,㕮咀,内泽漆汁中,煮取五升,温服五合,至夜尽。

【功效】 宣肺健脾,逐水温阳。

【主治】 咳而脉沉者。

【方解】 咳而脉沉,沉为在里,亦为有水之征,故此"脉沉"二字,亦概括水饮内停,喘咳身肿的病机。水饮内停,上迫于肺,则为喘咳,外溢于表,则为身肿。其水之所以停,主要是脾虚不运所致,故用泽漆汤逐水通阳,止咳平喘。方中泽漆消痰逐水;紫参利大小便;生姜、半夏散水降逆;白前平喘止咳;并用人参、甘草扶正培脾,标本兼治;更因水饮久留,挟有郁热,故用黄芩之苦寒以泻热。

【现代应用】 如表6-5。

表6-5 泽漆汤现代应用

病　名	症　状	来　源
咳喘	咳喘气喘反复发作,胸闷气急,咯痰黄白相杂或呈泡沫	《成都中医学院学报》1978年第2期

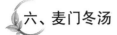 **六、麦门冬汤**

【组成】 麦门冬七升 半夏一升 人参三两 甘草二两 粳米三合 大枣十二枚。

【用法】 上六味,以水一斗二升,煮取六升,温服一升,日三夜一服。

【功效】 养肺补胃,止逆下气。

【主治】 火逆上气,咽喉不利。

【方解】 本证的病机是由于热在上焦,肺胃津液耗损,虚火上炎所引起。津伤则阴虚,阴虚则火旺,火旺必上炎,以致肺胃之气俱逆,于是发生咳嗽;更因肺胃津伤,津不上承,故咳而咽喉干燥不利,咯痰不爽。本病虽见证于肺,而其源实本于胃。肩阴不足,则肺津不继。治以麦门冬汤,清养肺胃,止逆下气。方中用麦门冬润肺养胃,并清虚火;半夏下气化痰,人参、甘草、大枣、粳米养胃益气,使胃得养而气胜生津,津液充沛,则虚火自敛,咳逆上气等症,亦可随之消失。

【古代应用】 ① 病后劳复发热者,麦门冬汤主之。(《金匮玉函经》)

② 麦门冬汤:治肺痿,咳唾涎沫不止,咽燥而渴。(《肘后备急方》)

③ 麦门冬场:治肺胃气壅,风寒传咽喉,烦闷。(《圣济总录》)

④ 此方治大逆上气,咽喉不利,盖无论肺痿顿咳,劳咳,妊娠咳逆,有火上气之状者,用之大效。此方取石膏治小儿久咳及咳血有神验。又治老人津液枯槁,食物难下咽以膈症者。又治大病后嫌饮药,咽中后喘气,如竹叶石膏汤之虚烦者,则皆咽喉不利之余旨矣。(《方函口诀》)

【现代应用】 如表6-6。

表6-6 麦门冬汤现代应用

病 名	症 状	来 源
① 哮喘	咳嗽气喘,痰多欠爽,咽干不利,微渴	《中医杂志》1964年第11期
② 尘肺	咳嗽痰多黏稠,咽干欠利,胸痛气短	《浙江中医杂志》1956年第4期
③ 喉咽窒塞	咽干窒塞,声音嘶哑,口黏时吐白沫	《谢映庐医案》

病　名	症　状	来　源
④ 肺结核	咳嗽痰多，黏稠不爽，胸闷，纳少或泛恶欲吐，便解不畅，神倦乏力	《杂病治验》
⑤ 梅核气	咽中如有异物，吞之不下，吐之不出，咽干痰吐欠利，伴有胸闷气塞	《浙江中医杂志》1960 年第2 期
⑥ 溃疡病	胃脘疼痛，食少，面黄体瘦，口干舌绛，脉细弱	《中医杂志》1964 年第 2 期
⑦ 肺不张	病由肺炎病变引起右肺中叶不张	《上海中医药》1966 年第3 期

七、葶苈大枣泻肺汤

【组成】　葶苈(熬令黄色，捣丸如弹子大)　大枣十二枚。

【用法】　上先以水三升，煮枣取二升，去枣，内葶苈，煮取一升，顿服。

【功效】　泻肺逐水。

【主治】　肺痈，喘不得卧。

【方解】　肺痈初期，风热病毒、浊唾涎沫壅塞于肺，气机被阻，因而喘咳不能平卧，此为邪实气闭的证候。治当开肺逐邪，用葶苈大枣泻肺汤。葶苈苦寒滑利，能开泄肺气，泻水逐痰，但恐其猛泻而伤正气，故佐以大枣，安中而调和药性，使下不伤正。

【古代应用】　① 治卒得咳嗽方：熬捣葶苈一两，大枣三枚，水三升，先煮取一升，去枣内葶苈取二升，大人分三服，小儿则为四服。(《肘后备急方》)

② 孙兆：视雷道咳吐痰，顷间已吐一升，喘咳不已，面色郁黯，精神不快，兆与仲景葶苈大泻肺一服讫，已觉胸中快利，略无痰吐矣。(《医学纲目》)

③ 治小儿水气腹胀，兼利脓血，小便涩。葶苈半两，以枣和捣为丸。(《幼幼新书》)

④ 治水肿尿涩，用甜葶苈二两炒为末，以大枣二十枚，水一大升，煎一升，去滓，入葶苈末，煎至可丸，如梧子大，每服六十丸，渐加以微利为度。(《梅师方》)

⑤ 抵圣丸：治男子妇人头面手足虚肿，苦葶苈炒研，枣肉和丸，小豆大，每服十丸，煎麻子汤下，日三服，五七日小便多，肿效。如喘咳，煎桑白皮汤下忌咸酸生冷，

与小儿服,看大人加减,煎枣肉汤下。(《外科精义》)

【现代应用】 如表6-7。

表6-7 葶苈大枣泻肺汤现代应用

病　名	症　状	来　源
① 肺痈	咳嗽气喘,不能平卧,吐出浊痰,胸痛胀满,身微肿	《经方实验录》
② 百日咳	咳嗽阵发,咳甚呕吐涎沫,面浮足肿,脉弦	《浙江中医》1964年第12期
③ 心悸	心悸咳嗽,胸闷气短,痰唾较多	《新中医》1978年第2期
④ 肺心病	咳喘频作,甚则不能平卧,张口抬肩,心悸怔忡,胸闷或痛,下肢浮肿,唇甲青紫	《湖南医药杂志》1979年第2期
⑤ 心力衰竭(风湿性)	心慌、心悸、面浮足肿,小便不利或腹满	《陕西中医》1980年第4期
⑥ 喘满	咳嗽气喘,胸闷且胀,痰声辘辘,便秘溲少	《福建中医医案医话选编》第1期
⑦ 支饮	咳嗽喘促,气粗痰鸣,重则倚息不得卧	《江苏中医》1957年第11期
⑧ 胸膜炎	胸满胸痛,咳嗽气喘,重则不能平卧	《浙江中医》1957年第8期

八、桔梗汤

【组成】 桔梗一两　甘草二两。

【用法】 上二味,以水三升,煮取一升,分温再服,则吐脓血也。

【功效】 排脓解毒。

【主治】 咳而胸满,振寒脉数,咽干不渴,时出浊唾腥臭,久久吐脓如米粥者,为肺痈,桔梗汤主之。

【方解】 "咳而胸满",是肺痈的主证之一。"振寒",是热郁营卫失和。"脉数",是热在上焦。咽干不渴,是热伤血脉。"时出浊唾腥臭,久久吐脓如米粥",是痈脓已成。此时治疗,以排脓解毒为主,用桔梗汤。方中用桔梗化痰排脓,甘草和中解毒。

【古代应用】 ① 喉痹传用神效方:桔梗,甘草炙,各一两,右二味,切,以水一升,煮取服,即消,有脓即出。(《肘后备急方》)

② 甘桔散:治涎热,咽喉不利,甘草炒二两,桔梗一两,米泔浸一宿,焙干用,右为末,每服大二钱,水一钱入阿胶半斤,炮过煎至五分食后温服。(《小儿药证直诀》)

【现代应用】 如表6-8。

表6-8 桔梗汤现代应用

病 名	症 状	来 源
① 肺痈	咳吐脓痰甚如米粥,腥臭难闻,胸中烦满而痛,口渴喜饮	《福建中医药》1958年第12期
② 猩红热	发热、皮疹,咽喉疼痛或肿而白腐	《中药通讯》1958年第12期
③ 噎膈	胸膈痞满,疼痛畏食,甚则粉米不下,口干咽燥,大便艰涩	《医界春秋》第100期第4号
④ 咽喉痛	急性咽喉疼痛肿塞,吞咽困难	《广东中医》1962年第5期

九、越婢加半夏汤

【组成】 麻黄六两　石膏半斤　生姜三两　大枣十五枚　甘草二两　半夏半斤。

【用法】 上六味,以水六升,先煮麻黄,去上沫,内诸药,煮取三升,分温三服。

【功效】 发汗清热,宣肺化饮。

【主治】 咳而上气,此为肺胀,其人喘,目如脱状,脉浮大者。

【方解】 风热外感,水饮内作,内外合邪,以致肺气胀满,水饮挟热而上逆,故其人咳嗽上气,喘急,甚至两目突出,脉浮大,宜急予越婢加半夏汤,宣肺泄热,降逆平喘。方中重用麻黄、石膏,辛凉配伍,可以发越水气,兼清里热;生姜、半夏,散水降逆;甘草、大枣,安中以调和诸药。

【现代应用】 如表6-9。

表6-9 越婢加半夏汤现代应用

病 名	症 状	来 源
① 肺炎	咳嗽痰多,胸闷气喘,呼吸急促,甚则鼻翼煽动,发热恶寒	《杂病治验》
② 哮喘	咳嗽喉中痰鸣如锯,胸膈满闷甚则不能平卧,痰黄白相混	《江西医药》1964年第9期

十、小青龙加石膏汤

【组成】 麻黄 芍药 桂枝 细辛 甘草 干姜各三两 五味子 半夏各半升 石膏二两。

【用法】 上九味,以水一斗,先煮麻黄,去上沫,内诸药,煮取三升,强人服一升,羸者减之,日三服。小儿服四合。

【功效】 散寒解表,化饮清热。

【主治】 肺胀,咳而上气,烦躁而喘,脉浮者。

【方解】 本病机是由外感风寒,内有饮邪郁热所引起。外邪束表,故脉浮;水饮渍肺,故咳而喘逆;饮郁久化热,故烦躁。治宜解表化饮,清热除烦,主以小青龙加石膏汤。方中麻、桂解表散寒,宣肺平喘;芍药、五味子敛肺益阴;干姜、细辛、半夏温化水饮,散寒降逆;加石膏以清热除烦。

【古代应用】 咳而上气肺胀,其脉浮,心下有水气,胁下痛引缺盆,设若有热者,必燥,其常倚伏,小青龙加石膏汤主之。又麻黄汤治肺胀,咳嗽上气,咽燥,脉浮,心下有水气,于本方内去甘草、干姜加生姜。(《千金方》)

【现代应用】 如表6-10。

表6-10 小青龙加石膏汤现代应用

病 名	症 状	来 源
① 咳喘	发热恶寒,烦躁,咳嗽气喘,痰多黄白相兼	《程门雪医案》
② 支气管哮喘	喘促气逆反复发作,咳嗽痰多稀薄,色白或淡呈泡沫,或黏量少,喉中痰鸣,胸闷烦躁,口渴欲饮	《山东中医学院学报》1978年增刊

附方 1　炙甘草汤（引《外台秘要》）

【组成、用法与功效】　方见"血痹虚劳篇"。

【主治】　治肺痿涎唾多，心中温温液液者。

【方解】　徐忠可："肺痿证盖属津枯热燥，此方乃桂枝汤去芍药加参地阿胶麻仁麦冬也，不急于去热，而以生津润燥为主，盖虚回而津生，津生而热自化也。至桂枝乃热剂，而不嫌峻者，桂枝得甘草正所以行其热也。"

附方 2　甘草汤（引《千金方》）

【组成】　甘草。

【用法】　上一味，以水三升，煮减半，分温三服。

【功效】　补肺益胃。

【主治】　治肺痿。

【方解】　喻嘉言："本方用甘草一味，乃从长桑君以后相传之神方也，历代内府御院，莫不珍之，盖和其偏，缓其急，化其毒，卓然奉之为先务，然后以他药匡辅其不逮，可得收功效捷耳。"

【古代应用】　① 治肺痿咳嗽，吐涎沫，心中温温烦躁而不渴者。（《肘后备急方》）

② 疗肺痈，时时寒热，两颊赤气方，童子小便每日晚取之，去初末少许，小便可有五合，取上好甘草，量病人中指四节，截之，炙令熟，破作四片，内小便中，置于静闲处露一宿，器上横一小刀，明早平旦，去甘草顿服之，每日一剂，其童子勿令吃五辛。（《外台秘要》）

附方 3　生姜甘草汤（引《千金方》）

【组成】　生姜五两　人参三两　甘草四两　大枣十五枚。

【用法】　上四味，以水七升，煮取三升，分温三服。

【功效】　补气温肺。

【主治】　治肺痿咳唾涎沫不止，咽燥而渴。

【方解】　喻嘉言："此方即从前甘草一味方中，而广其法，以治肺痿，胃中津液上竭，肺燥已极，胸咽之间干槁无耐之证，以生姜之辛润，上行为君，合之人参、甘

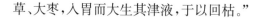

草、大枣,入胃而大生其津液,于以回枯。"

附方 4　桂枝去芍药加皂荚汤

【组成】　桂枝　生姜各三两　甘草二两　大枣十枚　皂荚一枚(去皮子,炙焦)。

【用法】　上五味,以水七升,微微火煮,取三升,分温三服。

【功效】　温肺祛痰。

【主治】　治肺痿吐涎沫。

【方解】　徐忠可:"此治肺痿中之壅闭者,故加皂荚以行桂甘姜枣之势。此方必兼上气不得眠者宜之。"

附方 5　桔梗白散(引《外台秘要》)

【组成】　桔梗　贝母各三分　巴豆一分(去皮,熬,研如脂)。

【用法】　上三味,为散,强人饮服半钱匕,羸者减之。病在膈上者吐脓血,在膈下者泻出,若下多不止,饮冷水一杯则定。

【功效】　泻下痰脓。

【主治】　治咳而胸满,振寒脉数,咽干不渴,时出浊唾腥臭,久久吐脓如米粥者,为肺痈。

【方解】　沈明忠:"以桔梗开提肺气,贝母清热而化痰涎,巴豆峻猛热剂,急破其脓,驱脓下出。"

【现代应用】　如表 6-11。

表 6-11　桔梗白散现代应用

病　名	症　状	来　源
哮喘	哮喘反复发作,喉中痰鸣,气塞胸闷,甚则不能平卧,口干且渴	安徽滁县地区《医案选编》

附方 6　苇茎汤(引《千金方》)

【组成】　苇茎二升　薏苡仁半升　桃仁五十枚　瓜瓣半升。

【用法】　上四味,以水一斗,先煮苇茎,得五升,去滓,内诸药,煮取二升,服一升,再服当吐如脓。

【功效】 清热化瘀,消痈排脓。

【主治】 治咳有微热,烦满,胸中甲错,是为肺痈。

【方解】 胸中甲错,是指胸部皮肤粗糙如鳞甲状,由于内痈已成,气血凝滞,肌肤失去荣养所致。

本方具有清肺化痰、活血排脓的作用。方中苇茎清肺泄热,薏苡仁、瓜瓣下气排脓,善消内痈,桃仁活血祛瘀,是治肺痈常用而且有效的方剂。

【古代应用】 苇茎汤:当以吐脓血臭痰为目的,然非多日多服,则难见其效,且每间七日十日用白散或乌梅丸,取吐下为佳,瓜瓣今用冬瓜子,胸中甲错者,胸膈之肌肉枯蜡,无血液之滋也。(《类聚方广义》)

【现代应用】 如表6-12。

表6-12 苇茎汤现代应用

病　名	症　状	来　源
① 肺痈	发热胸痛,咳吐脓痰夹血腥臭	《浙江中医》1966年第4期
② 脓胸	身热胸闷,呼吸困难,有胸腔积液体征	《山东医药》1978年第1期
③ 百日咳	阵发性痉咳,日作数次或数十次,甚则咯痰带血,呕吐痰涎	《江西医药》1966年第1期
④ 盆腔炎	发热腰酸且痛,小腹胀疼,带下黄白相兼	《大同医药》1980年第1期
⑤ 胸膜炎	胸胁痛,咳嗽更剧,呼吸气短,胸胁胀满	《江西中医药》1980年第4期
⑥ 肺痿	发热咳嗽,唾涎如米粥,小便不利,脉滑而数	《广东医学》1963年第2期
⑦ 大叶性肺炎	高热、恶寒,咳嗽,胸痛,呼吸急促,咳铁锈色痰,脉数苔黄	《浙江中医杂志》1964年第10期

奔 豚 气 篇

奔豚气由肝气郁结者用奔豚汤,外寒肾阳虚用桂枝加桂汤,心阳虚水上冲用桂枝茯苓甘草大枣汤。

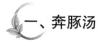

一、奔豚汤

【组成】 甘草　川芎　当归各二两　半夏四两　黄芩二两　生葛五两　芍药二两　生姜四两　李根白皮一升。

【用法】 上九味,以水二斗,煮取五升。温服一升,日三服,夜一服。

【功效】 疏肝降逆,清热解郁。

【主治】 奔豚气上冲胸,腹痛,往来寒热。

【方解】 病因惊恐恼怒,肝气郁结化热,随冲气上逆所致。肝郁则气滞,气滞则血行不畅,故腹中疼痛;肝与胆互相表里,肝郁则少阳之气不和,所以往来寒热。当用奔豚汤养血平肝,和胃降逆,方中李根白皮专治奔豚气,据《别录》记载,李根白皮大寒。主消渴,止心烦逆,奔豚逆。葛根、黄芩清火平肝,芍药、甘草缓急止痛,半夏、生姜和胃降逆,当归、川芎养血润肝,通过两调肝脾,则气冲腹痛、往来寒热等证均可消失。

【古代应用】《小品》奔豚汤:治疗虚劳五脏气乏损,游气归上,上走时若群豚相逐,憧憧时气来便自如坐惊,梦精光竭不降,阴痿上引少腹急痛,面作热赤色,喜怒无常,耳聋目视无睛光,于本方内去芎䓖、黄芩,加桂心、人参。又《集验》奔豚茯苓汤,疗短气之脏不足,寒气厥逆,腹胀满气奔走冲胸膈,发作气欲绝不识人,气力羸瘦,少腹起腾踊如豚子走上走下,弛往弛来寒热,拘引阴器,手足逆冷,或烦热者,

于本方内去黄芩、芍药,加茯苓、人参。(《外台秘要》)

【现代应用】 如表7-1。

表7-1 奔豚汤现代应用

病　名	症　状	来　源
① 奔豚	少腹作痛,其气上冲心胸,咽喉,甚至咽中阻塞,或往来寒热,手唇发麻,病情缓急与情绪有关	福建中医学院编《临床心得医案选》
② 排尿性晕厥	溺时少腹不舒,心悸烦躁气逆上冲,瞬间晕厥降升	《中西结合研究资料》
③ 阵发性心动过速	心悸胸胁胀满,心烦而怒,脉数(120~140次/分)	《中西结合研究资料》
④ 高血压性心脏病	气短心悸,胸闷而怒,头昏且痛,胸透左心室扩大,血压偏高	《中西结合研究资料》
⑤ 冠心病	心悸胸痛或逆气上冲胸咽,呼吸困难,心电图有异常	《中西结合研究资料》
⑥ 栓塞性心脏病	心悸心烦,胸闷且痛,气短或呼吸困难	《中西结合研究资料》
⑦ 肺源性心脏病	咳喘气短,甚则不能平卧,胸闷或痛,心烦少寐或尿少浮肿	《中西结合研究资料》
⑧ 期前收缩	心悸胸闷,逆气上冲而怒,心烦,喜叹息	《中西结合研究资料》
⑨ 支气管哮喘	哮喘反复发作,咳喘喉中痰鸣,胸闷咳痰黄白相间或呈现泡沫	《中西结合研究资料》

二、桂枝加桂汤

【组成】 桂枝五两　芍药三两　甘草二两(炙)　生姜三两　大枣十二枚。

【用法】 上五味、以水七升,微火煮取三升,去渣,温服一升。

【功效】 调和阴阳,温肾平冲。

【主治】 发汗后,烧针令其汗,针处被寒,核起而赤者,必发奔豚。气从少腹上至心。

【方解】 病因发汗后,烧针令其汗,汗出多而阳气受伤,寒邪从针侵入,阴寒内盛。肾阳不足，以致气从少腹上冲心，治当内外并治，外用灸法，温经散寒，内服桂枝加桂汤，调和阴阳，以降逆气。

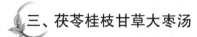 三、茯苓桂枝甘草大枣汤

【组成】　茯苓半斤　甘草二两（炙）　大枣十五枚　桂枝四两。

【用法】　上四味，以甘澜水一斗，先煮茯苓减二升内诸药。煮取三升，去滓，温服一升，日三服。甘澜水法：取水二斗，置大盆内，以杓扬之，水上有珠子五六千颗相逐取用之。

【功效】　温阳利水，平冲降逆。

【主治】　发汗后，脐下悸，欲作奔豚。

【方解】　病在下焦，素有水饮内停，气化不利，加之发汗过多，心阳受伤。因而水饮内动以致脐下筑筑动悸，有发生奔豚的趋势，所以说"欲作奔豚"。治以茯苓桂枝甘草大枣汤通阳降逆，培土制水。方中以茯苓、桂枝为主，通阳化水，以止逆气；甘草、大枣培土制水从中焦论治，以制其上冲逆气；同时，茯苓桂枝合用能交通心肾，治疗动悸。

胸痹心痛短气篇

胸痹、心痛、胸阳不振痰阻轻证用瓜蒌薤白白酒汤,痰阻重证用瓜蒌薤白半夏汤,痰阻气滞用枳实薤白桂枝汤,心脾阳虚用人参汤,痰饮犯肺用茯苓杏仁甘草汤,水饮停胃用橘枳姜汤,寒饮气逆用桂枝生姜枳实汤,阳虚寒湿用薏苡附子散,沉寒痼冷用乌头赤石脂丸。

附方:九痛丸。

一、瓜蒌薤白白酒汤

【组成】 瓜蒌实一枚(捣) 薤白半升 白酒七升。

【用法】 上三味,同煮,取二升,分温再服。

【功效】 温阳散结,化痰下气。

【主治】 胸痹之病,喘息咳唾,胸背痛,短气,寸口脉沉而迟,关上小紧数。

【方解】 寸口脉沉取而迟,是胸阳不振之象,关上脉主中焦(胃),小紧数,是指脉体细小而紧急,类似弦脉,弦脉主饮,是胃脘有水饮结聚之征。由于阳气不足,水饮停聚,所以发生喘息咳唾、胸背牵引疼痛和短气等一系列证状。治以瓜蒌薤白白酒汤,方中瓜蒌开胸中痰结,薤白辛温通阳,豁痰下气,白酒轻扬以行药势,故有通阳散结,豁痰下气之效。

二、瓜蒌薤白半夏汤

【组成】 瓜蒌实一枚(捣) 薤白三两 半夏半升 白酒一斗。

【用法】 上四味,同煮,取四升,温服一升,日三服。

【功效】 通阳降逆,化痰散结。

【主治】 胸痹不得卧,心痛彻背。

【方解】 胸痹主证是喘息咳唾,胸背痛,短气。现在由喘息咳唾而至于不得平卧;由胸背痛而至于心痛彻背,是痛由心胸牵引到背,其痹阻之甚可知,此为过多的痰涎壅塞胸中所致,故于瓜蒌薤白白酒汤中加半夏以逐饮降逆。

【现代应用】 如表8-1。

表8-1 瓜蒌薤白半夏汤现代应用

病　名	症　状	来　源
① 胸膜炎	身热不扬,干咳少痰,胸膺作痛而闷,呼吸气短	《医案选编》上海市龙华医院编
② 食管癌(噎膈)	初起进食不舒,胸膈梗阻,渐见干饭难下,仅食稀粥度命,形体日趋消瘦	《江苏中医》1960年第6期
③ 冠心病心绞痛	胸闷疼痛,或心痛彻背,背痛彻心,时轻时重,心悸善惊,苔白厚腻	《陕西新医药》1974年第1期
④ 十二指肠憩室	胃脘疼痛喜按,食后加剧,甚则不能安卧,咽哽时呕,胸闷时痛	《新医学杂志》1976年第3期
⑤ 乳腺增生症	胸闷气塞,乳房有大小不等肿块,稍有胀痛	《浙江中医药》1979年第4期

三、枳实薤白桂枝汤

【组成】 枳实四枚　厚朴四两　薤白半升　桂枝一两　瓜蒌实一枚(捣)。

【用法】 上五味,以水五升,先煮枳实、厚朴,取二升,去滓,内诸药,煮数沸,分温三服。

【功效】 理气化痰,通阳宣痹。

【主治】 胸痹心中痞气,气结在胸,胸满,胁下逆抢心。

【方解】 胸痹病,除喘息咳唾、胸背痛之外,还可见心下痞塞、胸满、胁下逆抢心等症状,这是由于胸阳不振痰饮内阻,气滞不利所导致。故当治以通阳开结、泄满降逆,用枳实薤白桂枝汤。方中枳实消痞除满,厚朴宽胸下气;桂枝、薤白通阳宣痹;瓜蒌开胸中痰结。

【现代应用】 如表8-2。

表8-2 枳实薤白桂枝汤现代应用

病　名	症　状	来　源
① 心源性哮喘	咳嗽喘急,遇寒发作或有加剧,呼吸急迫,张口不足息,不能平卧,喉中痰鸣,吐痰不爽,胸膺窒闷,心下梗满压痛	《重庆市老中医经验资料汇编》
② 胸痹	胸膈满胀,嗳气时作,喘咳痰唾,夜难安眠,胸背牵引作痛	《治验回忆录》

四、人参汤

【组成】 人参　甘草　干姜　白术各三两。

【用法】 上四味,以水八升,煮取三升,温服一升,日三服。

【功效】 补气养心,通阳健脾(温脾理中)。

【主治】 心中痞,留气结在胸,胸满,胁下逆抢心。

【方解】 胸痹,心中痞,胸满,胁下逆抢心,由于心脾阳虚阴寒上乘,而见四肢不温,倦怠少气,语言低微,脉象细弱等。治宜温补心脾使阳气振奋,则阴寒自散,可用人参汤。方中人参、白术、甘草补益中气,干姜温中助阳。

【现代应用】 如表8-3。

表8-3 人参汤现代应用

病　名	症　状	来　源
① 肺源性心脏病	咳喘不能平卧,脘腹作胀,疼痛脚肿,精神萎靡,语声低微,食少便溏	《江苏医药·中医分册》1979年第1期
② 溃疡病	胃脘隐痛,面色萎黄而浮肿,肠鸣便溏	《江苏医药·中医分册》1979年第1期
③ 多唾涎沫	病起腹泻之后,凡食生冷油腻即觉腹部隐痛,吐涎唾,唾之不休,甚则呕吐	《新医学》1975年第6期

续　表

病　名	症　状	来　源
④ 慢性结肠炎	入夜便次增多,遇寒或吃生冷后加重,面色姜黄,形体消瘦	《新医学》1975 年第 6 期
⑤ 便秘	大便秘结,经常半月一次,面色苍白,精神疲惫,唇舌淡白,四肢逆冷	《新医学》1975 年第 6 期

五、茯苓杏仁甘草汤

【组成】　茯苓三两　杏仁五十个　甘草一两。

【用法】　上三味,以水一斗,煮取五升,温服一升,日三服。不差更服。

【功效】　宣肺化饮。

【主治】　胸痹,胸中气塞,短气。

【方解】　气塞,短气,是饮塞于胸,肺胃之阳不宣所致。方以茯苓化气蠲饮,杏仁清理肺气,甘草温胃通阳,使中土有权,肺金畅利,则水饮消而病自已。

六、橘枳姜汤

【组成】　橘皮一斤　枳实三两　生姜半斤。

【用法】　上三味,以水五升,煮取二升,分温再服。

【功效】　和胃降逆(温胃理气)。

【主治】　胸痹,胸中气塞,短气。

【方解】　程云来:"气塞短气,非辛温之药不足以行之,橘皮、枳实、生姜辛温同为下气药也。《内经》曰:病有缓急,方有大小,此胸痹之缓者,故用君一臣二之小方也。"

【现代应用】　如表 8 - 4。

表 8 - 4　橘枳姜汤现代应用

病　名	症　状	来　源
胸痹	胸闷气塞隐痛,嗳气时轻时重,脉弦苔白	《中医杂志》1964 年第 6 期

七、薏苡附子散

【组成】　薏苡仁十五两　大附子十枚(炮)。

【用法】　上二味,杵为散,服方寸匕,日三服。

【功效】　回阳温中,祛寒利湿(温阳利湿)。

【主治】　胸痹缓急者。

【方解】　缓,是缓解;急,是急剧。"胸痹缓急",谓胸痹病情突然加重,其病势剧烈,须及时缓其急,解其痛。薏苡附子散正具备此一功效,故云"主之"。本文既云胸痹,可知应有喘息咳唾、胸背疼痛或心痛彻背等症。再从药测证,尚可兼见舌淡苔白而滑,脉沉而迟或弦或紧,四肢筋脉拘挛性疼痛等寒湿证候。方中用炮附子温里散寒,薏苡仁除湿宣痹,二药合用使寒湿去,阳气通,则痛痹自解。

【现代应用】　如表8-5。

表8-5　薏苡附子散现代应用

病　名	症　状	来　源
胸膜粘连	胸闷气塞,脘胁胀痛,有时牵及背肩,时缓时急,数月不解,舌淡苔白脉滑	《河南中医学院学报》1978年第2期

八、桂枝生姜枳实汤

【组成】　桂枝　生姜各三两　枳实五枚。

【用法】　上三味,以水六升,煮取三升,分温三服。

【功效】　通阳散寒开结。

【主治】　心中痞,诸逆,心悬痛。

【方解】　本证的病机是水饮或寒饮停留于胃,向上冲逆,故发生心下痞闷并向上牵引疼痛。治以桂枝、生姜通阳散寒,振奋胃气,佐以枳实开结下气,则痞开逆平,而牵痛可止。

【古代应用】　① 治心下牵急懊痛(即本方),亦可加术二两,胶饴半斤。(《肘后备急方》)

②桂心三物汤：治心下痞，诸逆悬痛。桂心二两，胶饴半斤，生姜二两，右药切，以水四升，煮二味，取三升，去滓内饴分三服。(《千金方》)

九、乌头赤石脂丸

【组成】 蜀椒一两(一法二分) 乌头一分(炮) 附子半两(炮，一法一分) 干姜一两(一法一分) 赤石脂一两(一法二分)。

【用法】 上五味，末之，蜜丸如桐子大，先食服一丸，日三服。(不知，稍加服。)

【功效】 逐寒解痛，温阳调中。

【主治】 心痛彻背，背痛彻心。

【方解】 "心痛彻背，背痛彻心"，谓疼痛发生于心窝部分而牵连到背，形成胸背相互牵引，而且疼痛剧烈，是阴寒痼结所致。方中乌、附、姜、椒均为大辛大热之品，逐寒止痛作用极强，复佐赤石脂温涩调中，从药以测证，本证除心痛彻背外，应有四肢厥冷、脉象沉紧等证。

【古代应用】 ①治久患胃痛不能饮食，头中疼重方，乌头六分，蜀椒六分，干姜四分，捣末蜜丸，酒饮服如大豆四丸，稍加之。(《肘后备急方》)

②寒邪冷气入乘心络，或脏腑暴感风寒上乘于心，令人卒然心痛或引背臂，甚则经年不瘥，桂驸丸西园公屡验。即本方加官桂，每服二十丸，温水下，觉至痛处即止，若不止加至五十丸，以止为度，若是朝服，至午后再进二十丸。若久心痛，每服三十丸至五十丸，尽一剂终身不发，治心痛彻背如神。(《寿世保元》)

【现代应用】 如表 8-6。

表 8-6 乌头赤石脂丸现代应用

病 名	症 状	来 源
胸痹	胸膺满痛，牵制及背，胃脘按之即痛，肢冷畏寒，痛苦面容，唇青舌淡，苔白滑，脉沉而紧	《云南中医学院学报》1978年第4期

附方 九痛丸

【组成】 附子三两(炮) 巴豆一两(去皮心，熬研如脂) 生狼牙一两(炙香) 人参 干姜 吴茱萸各一两。

【用法】 上六味,末之,炼蜜丸如桐子大,酒下,强人初服三丸,日三服,弱者二丸。善治卒中恶,腹胀痛,口不能言;又治连年积冷流注心胸痛,并冷肿上气,落马坠车,血疾等皆主之。忌口如常法。

【功效】 温阳散寒,破积解痛。

【主治】 治九种心痛。

【方解】 程云来:"九痛者,虽分九种,不外积聚,痰饮结血,虫注寒冷而成,附子、巴豆散寒而破坚积;狼牙、吴萸杀虫注而除痰饮。"

腹满寒疝宿食篇

腹满邪在太阳阳明用厚朴七物汤,阳明气滞用厚朴三物汤,少阳阳明用大柴胡汤,阳明热积用大承气汤,寒实内结用大黄附子汤。

寒疝肠胃虚寒用附子粳米汤,脾阳虚寒用大建中汤,血虚寒痛用当归生姜羊肉汤,阴寒痼冷用大乌头煎,表里俱寒用乌头桂枝汤,寒气厥逆用赤丸。

宿食在上脘用瓜蒂散。

附方:柴胡桂枝汤,走马汤。

一、厚朴七物汤

【组成】 厚朴半斤　甘草、大黄各三两　大枣十枚　枳实五枚　桂枝二两　生姜五两。

【用法】 上七味,以水一斗,煮取四升,温服八合,日三服。呕者加半夏五合,下利去大黄,寒多者加生姜至半斤。

【功效】 解表攻里(表里双解)。

【主治】 病腹满,发热十日,脉浮而数,饮食如故。

【方解】 "发热十日,脉浮而数",为太阳表邪未解,可有微寒、身疼痛等表证;腹满腹痛,大便秘结,是邪已入里,阳明里实已成。病邪在表半解,邪已入里成实,故用厚朴七物汤表里双解。方中重用厚朴,轻用大黄,可知气滞重于燥结。厚朴与枳实合用,则行气除满的作用更加优越,姜、枣是用以解未尽之邪,此方为

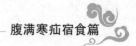

桂枝汤去芍药合厚朴三物汤组成,为表里双解之剂。适用于里实兼有表证未全解之证。

【古代应用】 ① 厚朴七物汤:治腹满气胀方。(《千金方》)

② 霍乱腹满厚朴汤:用厚朴炙四两,桂心三两,枳实五只,生姜二两,水六升煎取二升,分三服,此陶隐居方也。唐石泉公王方庆广南方云,此方不惟治霍乱,凡诸病皆治。(《本草纲目》)

③ 厚朴七物汤:治伤食吐下后,胸中不爽利,干呕,腹满,或头痛有热。又云:治痢疾,腹满拘急,发热,腹痛剧而呕者加芍药或芒硝亦良。(《类聚方广义》)

【现代应用】 如表9-1。

表9-1 厚朴七物汤现代应用

病　名	症　状	来　源
① 肠梗阻	腹胀腹痛,大便不通,呕吐不止	《沈阳市老中医经验选录》第1集
② 经漏	月经漏下不止,脐腹绞痛难忍,拒按,大便秘结,数月不解	《云南中医学院学报》1980年第2期

二、附子粳米汤

【组成】 附子一枚(炮) 半夏、粳米各半升 甘草一两 大枣十枚。

【用法】 上五味,以水八升,煮米熟汤成,去滓,温服一升,日三服。

【功效】 散寒降逆,温阳止痛。

【主治】 腹中寒气,雷鸣切痛,胸胁逆满,呕吐。

【方解】 腹中雷鸣切痛,是阳虚寒盛所致。其痛必喜按,脉应弦迟。寒气上逆,则胸胁胀满,并见呕吐。治以散寒降逆、温经止痛的附子粳米汤为主。

本方用附子温肾阳,以治寒气之本;半夏降胃气以止呕吐;甘草、大枣、粳米缓中补虚,以扶助胃气。如胃中寒甚者,可加干姜以温胃,寒去则腹满呕痛均止。

【古代运用】 ① 霍乱四逆,吐少呕多者,附子粳米汤主之。(《千金方》)

②《小品》解急蜀椒汤(本方加蜀椒、干姜):主寒疝气心痛如刺,绕脐腹中尽

痛,自汗出欲绝。又疗心腹痛困急欲死,解急逐寒,上下痛良(于本方加干姜、白术,粳米作仓米)。(《外台秘要》)

③ 附子粳米汤(于本方加干姜):治忧怒相乘,神志不守,思想兼并,忧乱藏气不主传守,使诸阳不舒,反顺为逆,中寒气胀,肠鸣切痛,胸胁逆满,呕吐不食。(《三因极一病证方论》)

【现代应用】 如表9-2。

表9-2 附子粳米汤现代应用

病　名	症　状	来　源
① 腹痛	腹痛肠鸣,呕吐清涎呻吟不休,辗转不宁四肢逆冷,神疲少言	《赵守真治验回忆录》
② 久利不止	久泻不止,腹痛或微痛,神倦消瘦	《新中医》1978年第6期

三、厚朴三物汤

【组成】 厚朴八两　大黄四两　枳实五枚。

【用法】 上三味,以水一斗二升,先煮二味,取五升,内大黄,煮取三升,温服一升。以利为度。

【功效】 行气破结,泻热导滞。

【主治】 痛而闭者。

【方解】 气滞不行,故腹部胀满而大便不通,厚朴三物汤与小承气汤药味相同,唯小承气汤意在荡积,故君以大黄;厚朴三物汤意在行气,故君以厚朴,且厚朴用量独重,故适用于内实气滞之证。更可以理解为,厚朴三物汤证的腹满亦较小承气汤证为重。

【古代应用】 ① 天行病,若大便坚闭令利者,大黄四两,厚朴二两,枳实四枚,以水四升,煮取一升二合,分再服。得通者止之。(《肘后备急方》)

② 厚朴汤(即本方):治腹中热,大便不利。(《千金翼方》)

③ 治痢疾,腹满甚,里急后重者。(《类聚方广义》)

【现代应用】 如表9-3。

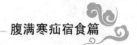

表 9－3　厚朴三物汤现代应用

病　名	症　状	来　源
① 胆道蛔虫症	大便难解,或夹有蛔虫,上腹剧痛,且胀拒按阵作,呕吐蛔虫	《江苏中医》1966 年第 2 期
② 腹痛	腹胀痞痛,欲吐不吐,二便不调,痛甚口淡,面青,四肢逆冷	《杂病治验》
③ 急性肠梗阻	腹部胀痛,剧烈,膨隆拒按,大便不下,烦躁不安	《上海中医药杂志》1960 年第 2 期
④ 肠功能紊乱	腹中胀满不舒,大便干结似羊屎,数日一行,食欲时好时差	《新医药资料》1976 年第 2 期

四、大柴胡汤

【组成】　柴胡半斤　黄芩三两　芍药三两　半夏半斤(洗)　枳实四枚(炙)　大黄二两　大枣十二枚　生姜五两。

【用法】　上八味,以水一斗二升,煮取六升,去滓,再煎,温服一升,日三服。

【功效】　和解少阳,攻下阳明。

【主治】　按之心下满痛者。

【方解】　所谓心下即胸腹部分,痛的范围满于胸腹,并多旁及两胁。心下痞满,且又按之作痛,可知内有实邪,实者当下,但由于病位较高,邪在少阳阳明,病虽在里,而连及于表,故不宜大承气汤而宜大柴胡汤两解表里,其实仍是以攻下为主。

大柴胡汤是由小柴胡汤去参、草,增生姜之量,加芍药、大黄、枳实,以泻阳明热结之实,用大枣以安中,如此内外兼顾,则少阳阳明之实邪可解,"按之心下满痛"之证可除。

【古代应用】　① 太阳病过经十余日,反二三下之,后四五日,柴胡证仍在者,先与小柴胡汤。心下急,郁郁微烦者,为未解也,与大柴胡汤下之则愈。(《伤寒论》)

② 大柴胡汤:治下利,舌黄口燥,胸满作渴,身热腹胀,谵语,此必有燥屎,宜下,后服木香、黄连,苦坚之。(《仁斋直指附遗方论》)

③ 治疟热多寒少,目痛易干,脉大,以此汤微利为度。(《仁斋直指附遗方论》)

④ 伤寒发斑已尽,外势已退,内实不大便谵语者,小剂凉膈散或大柴胡汤微下之。(《伤寒绪论》)

⑤ 治呕吐不止,心下急,郁郁微烦者;心下痞顽而痛,呕吐下利者;心下满痛,大便不通者;胸胁苦满,腹拘挛大便不通者。(《方机》)

【现代应用】 如表9-4。

表9-4 大柴胡汤现代应用

病　名	症　状	来　源
① 急性胆囊炎	往来寒热,胸胁苦满,右上腹中疼痛,或出现黄疸,大便秘,小便黄	《福建中医药》1961年第3期
② 急性胰腺炎	上腹绞痛难忍,拒按引及胁中,食后加剧,口苦而干,不欲饮食,便解不畅,或数日一行,寒热往来	福建省《医药工业》1974年第2期
③ 毛细胆管型肝炎	面目身黄,往来寒热,口苦,右胁疼痛,拒按,便干数日一行,溲色深黄	《浙江中医》1981年第5期
④ 胆道术后形成胆瘘	手术后胆瘘形成,黄疸不退,一身面目黄黑,尿黄便干结不畅,常有鼻衄	《湖南医学杂志》1976年第1期
⑤ 膈下脓肿	腹胀紧张,疼痛难忍,拒按,尤以右季胁为甚。寒热往来,午后为甚,便结不畅,纳减	《天津医药杂志》1961年第1期
⑥ 长期高热	寒热往来,夜间午后为甚,高热持续难退,(T38.5℃～39℃)便干不畅	《天津医药》1978年第2期
⑦ 腹痛	腹中胀满,引及两胁,疼痛拒按,口苦,咽干或恶心欲吐,纳少	《大同医学》(中医专刊)1980年第1期
⑧ 胆石症	右胁及上腹中反复剧痛,有时寒热往来,胸胁苦满,脉弦滑苔黄	《江苏中医》1960年第5期
⑨ 精神分裂症	骂人抛物,烦躁不眠	《陕西中医》1980年第3期
⑩ 鼻衄	鼻衄时多时止,大便干,胸胁苦满,口苦多呕,脉弦数,苔黄	《陕西中医》1980年第5期

五、大承气汤

【组成与用法】 见"痉湿暍篇"。

【功效】 攻下积热。

【主治】 腹满不减,减不足言。

【方解】 "腹满不减",是形容腹中胀满没有减轻的时候,这是腹满的里实证,由于气滞与燥屎内结引起;如果有减轻的时候,那就是虚证,因为虚证里无实邪,故其满时减时增,与实证截然不同。既是实证,则当用大承气汤攻下里实。

【现代应用】 如表9-5。

表9-5 大承气汤现代应用

病 名	症 状	来 源
① 急性肠梗阻	呕吐腹痛腹满拒按,大便秘结脉沉实,舌苔黄或起刺	《新医药学》1977年第21期
② 腹膜炎	壮热腹胀,疼痛拘急拒按,呕吐,便秘	《福建中医医案医话选编》第1辑
③ 蛔虫性肠梗阻	腹满胀剧痛呕吐蛔虫,大便秘	《新医药学》1978年第1期
④ 粘连性肠梗阻	腹中胀满,阵痛拒按,呕吐,大便数日一行,肠鸣可闻气过水声	《重庆医学》1977年第3期
⑤ 急性胰腺炎	左上腹阵发性剧痛,脘腹胀满,腹肌紧张,拒按	《医药资料选编》中医专辑1980年第12期
⑥ 腹中手术后	用复方大承气汤保留灌肠治腹中手术后诸证	《浙江中医》1980年第3期
⑦ 肠道造影	口服大承气汤,快速肠道造影100例,简便易行,效果明显	《上海中医药》1980年第4期

六、大建中汤

【组成】 蜀椒二合(炒去汗)　干姜四两　人参二两。

【用法】 上三味,以水四升,煮取二升,去滓,内胶饴一升,微火煎取一升半,分温再如一炊顷,可饮粥二升,后更服,当一日食糜,温服之。

【功效】 温脾散寒,补气建中。

【主治】 心胸中大寒痛,呕不能饮食,腹中寒,上冲皮起,出见有头足,上下痛而不可触近。

【方解】 "心胸中大寒痛",是言其痛势剧烈,痛的部位相当广泛。从上下来说,由腹中到心胸;由脏腑到经络。当寒气冲动时,则腹中上冲皮起,似有头足的块状物,上下攻冲作痛,且不可以手触近。又因寒气上冲,故呕吐不能饮食。病由脾胃阳衰,中焦(虚)寒甚所引起,故用大建中汤主之。方中蜀椒、干姜温中散寒,与人参、饴糖之温补脾胃合用,大建中气,使中阳得运,则阴寒自散,诸症自愈。

【古代应用】 ① 大建中汤:治虚劳,寒癖,饮在胁下,沥沥有声,饮已如从一边下沥沥然也,有头并冲皮起引两乳内痛,里急,善梦决精气短目眩眩,恍惚多忘,里急拘引,加芍药、桂心各三两,手足厥腰脊冷加附子一枚。(《千金方》)

② 心腹剧痛而呕,疝瘕兼夹蛔虫,腹中痛等证。(《类聚方广义》)

【现代应用】 如表9-6。

表9-6 大建中汤现代应用

病 名	症 状	来 源
① 胆道蛔虫症	上腹部剧痛阵作,伴恶心呕吐清涎,面色萎黄舌淡苔白,脉沉弦,四肢逆冷	《浙江中医杂志》2卷2号
② 心胸大寒痛	心胸中剧烈疼痛,呕吐不能食,脉沉苔白	《广东中医》1959年第3期
③ 多发性大动脉炎	四肢发凉,麻木疼痛恶心,腹中剧痛,血压测不出	《辽宁中医》1979年第5期

七、大黄附子汤

【组成】 大黄三两 附子三枚(炮) 细辛二两。

【用法】 上三味,以水五升,煮取二升,分温三服;若强人煮取二升半,分温三服。服后如人行四五里,进一服。

【功效】 温下寒积。

【**主治**】　胁下偏痛,发热,其脉紧弦。

【**方解**】　所谓"胁下",是包括两胁及腹部而言。胁下偏痛,谓左胁下或右胁下痛,而非两胁下俱痛。脉紧弦主寒主痛,是寒实内结之征。这里所说的"发热",不是指的表证,也不是阳明腑实证。因为表证发热,其脉当浮,阳明腑实发热而脉象弦紧,乃由于寒实内结,阳气郁滞,营卫失调所致。

病因寒实内结。此证当伴有恶寒肢冷、舌苔黏腻等症状。故宜用大黄附子汤温下。方中用大黄泻下通便,附子、细辛温经散寒,并能止痛。

【**古代应用**】　① 本方为开结良方,尝用之以肠结腹疼而甚效。(《医学衷中参西录》)

② 色瘅者,身黄额上微黑,小便利,大便黑,此因房事过伤,血蓄小腹而发黄,故小腹连腰下痛,大黄附子汤去细辛加肉桂。(《张氏医通》)

【**现代应用**】　如表9-7。

表9-7　大黄附子汤现代应用

病　名	症　状	来　源
① 粘连性肠梗阻	阑尾穿孔,术后伤口裂伤,脓汁外溢,腹胀膨气,疼痛较剧,便无矢气,呕吐数次低热不去	《湖南医学杂志》1979年第12期
② 慢性肾炎尿毒症	便而不畅或数日一行,滴尿不见,厌食欲呕或呕吐频频,面色㿠白,神情淡漠或伴头痛	《中医杂志》1980年第8期
③ 肠癖	腹胀疼痛,得温则减,食少泻下清稀,或便结不畅,乏力神倦	《云南中医学院学报》1980年第1期
④ 烂喉风	咽喉疼痛破烂,吞咽食物困难,喉中痰声鸣,便秘,四肢冷,脉迟沉,舌淡苔白	《浙江中医》1958年第11期

八、赤丸

【**组成**】　茯苓四两　半夏四两(洗)(一方用桂)　乌头二两(炮)　细辛一两(《千金》作人参)。

【**用法**】　上四味,末之,内真朱为色,炼蜜丸如麻子大,先食酒饮下三丸,日再夜一服;不知,稍增之,以知为度。

【功效】 散寒降逆,解痛利水。

【主治】 寒气厥逆。

【方解】 "厥逆",一言病机,一言症状。从药效推测,可知本病机是脾肾虚寒,水饮上逆所致。由于脾肾阳气不振,不能外达于四肢,故手足厥冷。同时还应兼有腹痛、呕吐或心下动悸等证。方中乌头与细辛相伍,可以散寒止痛;半夏与茯苓相伍,可以化饮止呕;辅以朱砂,取其镇逆。可知本方效用是散寒止痛,化饮降逆。

九、大乌头煎

【组成】 乌头大者五枚(熬去皮,不㕮咀)。

【用法】 上一味,以水三升,煮取一升,去滓,内蜜二升,煎令水气尽,取二升,强人服七合,弱人服五合,不差,明日更服,不可一日再服。

【功效】 温阳散寒解痛。

【主治】 腹痛,脉弦而紧,弦则卫气不行,即恶寒,紧则不欲食,邪正相搏,即为寒疝。

寒疝绕脐痛,若发则白汗出,手足厥冷,其脉沉紧。

【方解】 腹痛而脉象弦紧,是寒邪与正气相搏的征象。阳气不行于外,故恶寒;阳气衰于内,则不欲饮食;寒气内结而阳气不行,故绕脐部分发生剧痛。

本病发作时,主要是绕脐部分疼痛,由于疼痛逐渐加重,因而汗出肢冷,此时脉象已由弦紧而转为沉紧,说明疝痛已至相当剧烈的程度,故治以破积散寒止痛的大乌头煎。

乌头性大热,可治沉寒痼冷,故宜于腹痛肢冷,脉象沉紧的发作性寒疝证。蜜煎既能制乌头毒性,且能延长疗效。方云"强人服七合,弱人服五合,不可一日再服",可知乌头毒性较烈,故宜慎用。

【古代运用】 寒疝腹中痛,叫呼欲死,面色如土,冷汗淋漓,厥冷烦躁,脉弦迟者,用此方则吐水数升,其痛立止,古方之妙有非后人所企及者。(《类聚方讲义》)

十、当归生姜羊肉汤

【组成】 当归三两 生姜五两 羊肉一斤。

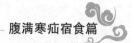

【用法】　上三味,以水八升,煮取三升,温服七合,日三服。若寒多者加生姜成一斤;痛多而呕者加橘皮二两,白术一两,加生姜者亦加水五升,煮取三升二合,服之。

【功效】　温中补虚,缓痛。

【主治】　寒疝腹中痛,及胁痛里急者。

【方解】　尤在泾云:"血虚则脉不营,寒则脉绌急,故腹胁痛而里急也。"方中当归、羊肉均为温补之品,生姜温中散寒,故知本证是属于血虚寒疝。

其证有胁下及腹部牵引疼痛,得按或温熨则减,舌白、脉沉弦而涩等证。亦可用于妇人产后腹痛。

【古代应用】　① 当归汤(即本方有芍药二两):治妇人寒疝,若产后腹中绞痛。(《千金方》)

② 凡小腹疼痛,用桂心等药不应者,用之辄效。(《千金衍义》)

③《小品》:寒疝气,腹中虚痛及诸胁痛里急,当归、生姜等四味(于本方内加芍药)主之。(《外台秘要》)

十一、乌头桂枝汤

【组成】　乌头。

【用法】　上一味,以蜜二升,煎减半,去滓,以桂枝汤五合解之,令得一升后,初服二合;不知,即服三合;又不知,复加至五合。其知者,如醉状,得吐者为中病。

【组成】　桂枝三两(去皮)　芍药三两　甘草二两(炙)　生姜三两　大枣十二枚。

【用法】　上五味,剉,以水七升,微火煮取三升,去滓。

【功效】　解表温里,散寒止痛。

【主治】　寒疝腹中痛,逆冷,手足不仁,若身疼痛,灸刺诸药不能治。

【方解】　腹痛是寒疝的主要症状,由于寒气内结所致。阳气大衰,不能达于四肢,故手足逆冷。寒冷之极则手足麻痹而不仁。身体疼痛是寒邪痹阻肌表,营卫不和之故。病属内外皆寒,表里兼病,就不是单纯的解表或温里及针刺等法所能奏效,故以乌头桂枝汤两解表里寒邪。方中乌头祛寒止痛,桂枝汤调和营卫以散表寒。药后如醉状或呕吐,是药已中病的"瞑眩"反应,但并不是每人如此。如有上述现象,而无其他反应不良者,可不必服药。如发现中毒现象应速加处理,以免延误病机。

【古代应用】 ① 乌头桂枝汤:治风寒疝,腹中痛,逆冷,手足不仁,身体疼痛及贼风入腹,攻刺五脏,拘急不能转侧,阴缩,本方悉主之。一法用附子一个,不使乌头,为蜜附汤。(《三因极一病证方论》)

② 脐下现大筋,如张弓弦,其筋挛引至睾丸,或股际,或及上腹,腹痛如绞,或有绕脐成一块者,是寒疝兼气血之不和者也,为乌头桂枝汤证。(《腹证奇览》)

【现代应用】 如表9-8。

表9-8 乌头桂枝汤现代应用

病　名	症　状	来　源
① 寒疝	腹痛久之不愈,绕脐而作,得温则减,按之较适,肢冷形寒怕冷畏风	《新医药杂志》1978 年第12 期
② 关节炎	关节疼痛剧烈,屈伸不能,呻吟不止,口不能食,夜不能寐,遇冷加剧,畏寒怕风	《成都中医学院学报》1978 年第2 期
③ 闭塞性脉管炎	足冷如冰,久而疼痛渐剧难忍,局部色紫甚则发黑,终致跛行或难以步履	《山西医药杂志》1678 年第5 期
④ 类风湿关节炎	全身大小关节肿痛不红,手指腕关节轻度变形,伸屈困难,步履有碍,遇寒加剧,畏风	《山西医药杂志》1978 年第5 期
⑤ 筋痹	手背与指、鱼际肌肉萎缩不愈(二年),手指拘挛,僵硬不中,两手厥冷,麻木不仁,纳差	《成都中医学院学报》1978 年第2 期
⑥ 无脉症	双手无脉,厥冷麻木(一年)不愈。肩背冷痛,失眠纳差,腹胀	《成都中医学院学报》1978 年第2 期

十二、瓜蒂散

【组成】 瓜蒂一分(熬黄) 赤小豆一分(煮)。

【用法】 上二味,杵为散,以香豉七合煮取汁和散一钱匕,温服之。不吐者,少加之,以快吐为度而止。(亡血及虚者不可与之)。

【功效】 涌吐食物。

【主治】 宿食在上脘。

【方解】 宿食停滞在上脘,有胸闷、泛恶欲吐的症状出现,这是正气驱邪外出的表现,可用瓜蒂散因其势而吐之,此即《素问·阴阳应象大论》所谓"其高者因而越之"的治疗方法。瓜蒂味苦,赤小豆味酸,能涌吐胸中实邪,佐香豉汁以开郁结和胃气。本方常用于胃中宿食不化,或痰涎壅塞所引起的胸膈胀满等证。

附方1 柴胡桂枝汤方(引《外台秘要》)

【组成】 柴胡四两　茯苓　人参　芍药　桂枝　生姜各一两半　甘草一两　半夏二合半　大枣六枚。

【用法】 上九味,以水六升,煮取三升,温服一升,日三服。

【功效】 解表和里。

【主治】 治心腹卒中痛者。

【方解】 魏念庭:"有表邪而挟内寒者乌头桂枝汤证也,有表邪挟内热者,柴胡桂枝汤证也。以柴胡、桂枝、生姜,升阳透表,人参、半夏、甘草、大枣,和中开郁,黄芩、芍药治寒中有热杂合,此表里两解,寒热兼除之法也。"

附方2 走马汤(引《外台秘要》)

【组成】 杏仁二枚　巴豆二枚(去皮心,熬)。

【用法】 上二味,以绵缠捶令碎,热汤二合,捻取白汁饮之,当下。老小量小。

【功效】 温通止痛。

【主治】 治中恶,心痛,腹胀,大便不通。

【方解】 沈明宗:"中恶之证,俗称绞肠乌痧,即臭秽毒之气,直从口鼻入于心胸,肠胃脏腑壅塞,正气不行,故心痛腹胀;大便不通是为实证,非似六淫侵入,而有表里虚实清浊之分,故用巴豆极热大毒猛峻之剂急攻其邪,佐杏仁以利肺与大肠之气,使邪从后阴一扫而尽除,则病得尽,若缓须臾,正气不通,营卫阴阳,机息则死,是取通则不痛之义也。"

五脏风寒积聚篇

肝着用旋覆花汤,脾约用麻仁丸,肾着用肾着汤。

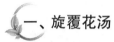

一、旋覆花汤

【组成】 旋覆花三两 葱十四茎 新绛少许。

【用法】 上三味,以水三升,煮取一升,顿服之。

【功效】 下血散结,活血通络。

【主治】 肝着,其人常欲蹈其胸上,先未苦时,但欲饮热。

【方解】 肝着,是肝脏气血郁滞,着而不行所致。其证胸胁痞闷不舒,甚或胀痛,故喜人按揉其胸上。初起病在气分,得热饮则气机暂为通畅,故胸满等证稍舒;及其既成,则经脉凝瘀,虽饮热亦无益。治以旋覆花汤,下气散结,活血通络。方中旋覆花、葱降气散结,新绛活血通络。

【现代应用】 如表 10-1。

表 10-1 旋覆花汤现代应用

病 名	症 状	来 源
肝着	胸胁痞满,心中懊憹甚则坐卧不安,脉弦,苔薄	《广东中医》1962 年第 7 期

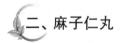

二、麻子仁丸

【组成】 麻子仁二升 芍药半斤 枳实一斤 大黄一斤(去皮) 厚朴一尺

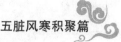

（去皮）　杏仁一升（去皮尖，熬，别做脂）。

【用法】　上六味，末之，炼蜜和丸梧子大，饮服十丸，日三服，渐加，以知为度。

【功效】　清热润肠通便。

【主治】　趺阳脉浮而涩，浮则胃气强，涩则小便数，浮涩相搏，大便则坚，其脾为约。

【方解】　趺阳候脾胃之气，其脉浮而涩，浮是举之有余，为阳脉，主胃热气盛；涩是按之滞涩而不流利，为阴脉，主脾脏津液不足。脾阴不足，则不能为胃行其津液而肠道失润；胃热气盛，则胃阴为其所伤，膀胱为其所迫，故有大便干结，小便短数而黄之症。此即胃强脾弱的脾约病。治宜泄热润燥，缓通大便之麻子仁丸。方中以麻子仁、杏仁润燥滑肠；芍药敛阴和脾；大黄、枳实、厚朴泄热导滞，攻下通便；以蜜为丸，意在甘缓润下。阳明燥热得泄，太阴津液得滋，脾约可愈。

【古代应用】　① 麻子仁丸：疗大便难，小便利，而反不渴者。（《外台秘要》引《古今录验》）

② 疗脾胃不和，常患大便坚强难，于本方去杏仁。（《肘后备急方》）

【现代应用】　如表10-2。

表10-2　麻子仁丸现代应用

病　名	症　状	来　源
① 便秘	便秘数日一行，腹部略有不适，心烦不安	《湖南中医医案辑》第1编
② 蛔虫病	腹痛阵作剧痛拒按，呕吐腹胀，便秘不畅，或数日一行，或脐周有块状物，略有移动	福建省《医药卫生》1974年第3期

三、甘草干姜苓术汤

【组成】　甘草　白术各二两　干姜　茯苓各四两。

【用法】　上四味，以水四升，煮取三升，分温三服，腰中即温。

【功效】　健脾除湿温中。

【主治】　肾著，其人身体重，腰中冷，如坐水中，形如水状，反不渴，小便自利，饮食如故，病属下焦，身劳汗出，衣里冷湿，久久得之，腰以下冷痛，腹重如带五千钱。

【方解】 肾受寒湿,着而不去,则为肾着。身重,腰中冷,如坐水中,肢体稍见浮肿,都是寒湿着肾而阳气不行的现象。不渴,是上焦无热。小便清长自利,是下焦有寒。饮食如故,为胃中无病。其病虽在肾之外府,而实由于脾阳虚不能运化寒湿所致,所以治法上不用温肾之药,而用甘姜苓术汤健脾利水,温中散湿。

【古代应用】 ① 治肾着之为病,身体冷从腰以下痛重,甘草散方(于本方加当归)。(《太平圣惠方》)

② 除湿汤(即本方):治冒雨着湿,郁于经络,血溢作衄,或脾不和,湿着经络,血流入胃,胃满吐血。头痛加川芎二钱,最止浴室中发衄。(《三因极一病证方论》)

③ 苓姜术甘汤:治心下悸,小便自利,腰中冷如坐水中,若痛重形如水状者。(《方极》)

④ 此方加杏仁名肾着汤:(案:出《千金》)治妊妇浮肿,小便自利,腰体冷痛,喘咳者。又云治老人平日小便失禁,腰腿沉着冷痛者。又男女遗尿,至十四五岁犹不已者,最为难治,此方加反鼻(蝮蛇露也)能奏效,宜随证加附子。(《类聚方广义》)

⑤ 此方一名肾着汤:用于下部腰间之水气,阴唇水肿等有效。妇人久年腰冷带下者,加红花与之更佳。(《方函口诀》)

【现代应用】 如表10-3。

表10-3 甘草干姜苓术汤

病 名	症 状	来 源
肾着	腰疼重有冷感,甚则引及髋部,行动不便,俯仰困难,苔白腻,脉沉细涩	《广东中医》1962年第7期

痰饮咳嗽篇

痰饮脾阳不足用茯苓桂枝白术甘草汤,肾阳不足用肾气丸。

饮停心下用甘遂半夏汤,悬饮在胸用十枣汤,饮停气滞用厚朴大黄汤,饮停肠胃用己椒苈黄丸,饮犯心肺用木防己汤、木防己去石膏加茯苓芒硝汤,饮停胃中用小半夏汤、小半夏加茯苓汤,水停下焦用五苓散,胃饮上逆泽泻汤,饮停在肺用葶苈大枣泻肺汤。

水饮外溢用大青龙汤、小青龙汤,外寒内饮用小青龙汤(桂苓五味甘草汤,苓甘五味姜辛汤,桂苓五味甘草去桂加姜辛夏汤,苓甘五味加姜辛半夏杏仁汤,苓甘五味加姜辛半杏大黄汤)。

附方:《外台》茯苓饮。

一、茯苓桂枝白术甘草汤

【组成】 茯苓四两　桂枝　白术各三两　甘草二两。

【用法】 上四味,以水六升,煮取三升,分温三服,小便自利。

【主治】 心下有痰饮,胸胁支满,目眩。

【方解】 "心下"是指胃,胃中有停饮,脾失运化,故胸胁支撑胀满;饮阻于中,清阳不升,浊阴不降,故头目眩晕。治以苓桂术甘汤,温阳化饮,健脾利水。方中茯苓淡渗利水,桂枝辛温通阳,白术健脾燥湿,甘草和中益气,本方为治痰饮病的基础方剂,亦是"温药和之"的具体方法。

【古代应用】 ① 伤寒吐下后,心下逆满,气上冲胸,起则头眩,脉沉紧,发汗则动经,身为振振摇者。(《伤寒论》)

② 茯苓汤(即本方)：治三焦有水气,胸胁支满,目眩。(《圣济总录》)

【现代应用】 如表 11-1。

表 11-1 茯苓桂枝白术甘草汤现代应用

病 名	症 状	来 源
① 哮喘	喘息抬肩,痰少质清稀不能平卧,胸脘痞满,食少恶心	《山东医刊》1965 年第 5 期
② 心肌梗死	左胸疼痛,憋闷,恐怖欲死,心悸气短,自觉有气上冲咽喉,憋闷殊甚	全国中医研究生班《中医专题讲座资料汇编》
③ 低热	精神萎靡,四肢酸痛,身热不高,缠绵不退,汗多恶风,便溏	《新医学》1972 年第 2 期
④ 梅尼埃病	突然眼震眩晕,天转地旋,恶心呕吐,动则加剧,平卧闭目较舒,耳鸣心悸	《辽宁中医》1978 年第 12 期
⑤ 脑震荡	外伤后头痛眩晕常作,甚则不能平卧,目眩眼花,恶心呕吐	《新医学》1976 年第 2 期
⑥ 风湿性心脏病心衰	气喘自汗咳嗽,吐血色红质稀,不能平卧,面色晦滞,唇绀苔少	《哈尔滨中医》1962 年第 1 期
⑦ 脑积水	六个月男孩,脑肿大而胀满,西医确认为脑积水,面黄体瘦,小便少	《江苏医学》1978 年第 2 期
⑧ 高血压	头痛眩晕,视力模糊,血压持续在 170/110 毫米汞柱左右	《辽宁中医》1978 年第 1 期
⑨ 咳嗽遗尿	反复咳嗽,咳时溲溺,夜间尤甚	《新医学》1963 年第 9 期
⑩ 类风湿关节炎	肢体关节疼痛,遇寒加剧,腕部肿胀不红,屈伸不利,指关节变形,连绵不愈	《新医学》1976 年第 2 期
⑪ 咳嗽	体虚常咳,咯吐痰沫,每发背心发冷,头昏眩,口淡食少,大便自调	《湖北中医医案选集》第 1 集
⑫ 口干渴(内分泌失调)	几十年口干渴,频饮热饮,舌干龟裂,舌淡苔白	《陕西新医药》1976 年第 1 期

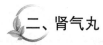 二、肾气丸

【组成、用法、功效】 见"血痹虚劳篇"。

【主治】 夫短气有微饮。

【方解】 "微饮",是水饮之轻微者,但微饮之病,外证虽不甚明显,仅见短气,似属轻微,实为水饮内阻,肾阳气不化,治宜温阳化气,当从小便去之,故用肾气丸温肾利水。

【现代应用】 如表11-2。

表11-2 肾气丸现代应用

病 名	症 状	来 源
① 气喘	气喘呼多吸少,咳吐白沫,秋冬加剧,春夏稍安,面色㿠白,形瘦怯寒	《辽宁中医》1979年第1期
② 尿毒症	慢性肾炎,尿毒症,肢体水肿,无尿	《广东中医》1962年第12期
③ 急慢性肾炎	肢体浮肿,小便不利,小便检查有尿白	《广东中医》1960年第7期

三、甘遂半夏汤

【组成】 甘遂大者三枚 半夏十二枚(以水一升,煮取半升,去滓) 芍药五枚 甘草如指大一枚(炙)。

【用法】 上四味,以水二升,煮取半升,去滓,以蜜半升,和药汁煎取八合,顿服之。

【功效】 攻逐水饮,补益气阴。

【主治】 病者脉伏,其人欲自利,利反快,虽利,心下续坚满。

【方解】 病由水饮停留,阳气不通,所以病人脉伏。假如留饮脉伏之证,未经攻下逐邪,忽然自欲下利,利后觉得舒快,此为留饮有欲去之势。但虽然下利,病根并未得除,因此,去者虽去,而新饮仍然停积,故其人心下继续痞胀坚满。饮邪既有欲去之势,留饮亦非攻不除,当此之时,宜攻破利导之剂,下而去之,以绝病根,故治以甘遂半夏汤。方中甘遂攻逐水饮,半夏散结除痰,芍药、甘草、白蜜酸收甘缓以安中。但甘草与甘遂相反而同用者,取其相反相成,留饮得以尽去。

【现代应用】 如表 11 - 3。

表 11 - 3　甘遂半夏汤现代应用

病　名	症　状	来　源
咳喘	一入冬即咳,缠绵不愈,咳喘较甚,痰吐清白,右胁作痛,时发寒热,脉沉实有力	《山东中医学院学报》1978年第 4 期

四、十枣汤

【组成】 芫花(熬)　甘遂　大戟各等分。

【用法】 上三味,捣筛,以水一升五合,先煮肥大枣十枚,取八合,去滓,内药末,强人服一钱匕,羸人服半钱,平旦温服之;不下者,明日更加半钱。得快下后,糜粥自养。

【功效】 攻逐水饮(健脾逐水)。

【主治】 咳家其脉弦,为有水。病悬饮者。夫有支饮家,咳烦胸中痛者。

【方解】 悬饮之病,是水流胁下,肝络不和,阴阳升降之气被阻所致。脉弦为水饮脉象,水饮停积,由咳嗽而并发心烦、胸中痛等症,是饮邪上凌于心,阻碍气道,心肺俱病,阳气不通所致。如果不发生剧变,转为慢性咳嗽,则延至一百日,甚至一年,正气尚未甚虚者,仍当去其水饮,除去病根,咳嗽才能痊愈。治用十枣汤,破积逐水。方中甘遂、大戟、芫花味苦峻下,能直达水饮结聚之处而攻之。但峻下之剂,损伤正气。故又佐以大枣十枚,安中而调和诸药,使下不伤正。

【古代应用】 ① 太阳中风,下利呕逆,表解者,乃可攻之,其人漐漐汗出,发作有时,头痛,心下痞硬满,引胁下痛,干呕短气,汗出不恶寒者,此表解里未和也,十枣汤主之。(《伤寒论》)

② 深师朱雀汤(即本方用甘遂、芫花各一分,大戟三分,大枣十枚):疗久病癖饮,停痰不消,在胸膈上液液,时头眩痛,苦挛,眼睛身体手足,十指甲尽黄。亦疗胁下支满,饮辄引胁下痛。(《外台秘要》)

③ 三圣散(即本方):治久病饮癖停痰及胁满支饮,辄引胁下痛。(《圣济总录》)

④ 十枣汤:药为末,用枣肉和丸,以治水气四肢浮肿,上气喘急,大便不通。

（《三因极一病证方论》）

⑤ 此汤兼下水肿腹胀，并消食积，腹垢积滞，痃癖坚积，蓄热暴痛，疟气久不已。（《宣明论方》）

⑥ 用此汤治应下不下，令人胀满，通身浮肿而死。（《活人书》）

【现代应用】　如表11-4。

表11-4　十枣汤现代应用

病　名	症　状	来　源
① 胸膜炎	发热胸痛，咳喘胸满	《福建中医》1958年第1期
② 慢性气管炎	咳嗽喘息不得卧，胸满痰出稀薄而多，脉象沉滑	《中医杂志》1959年第3期
③ 脑积水	额左上有包块，头痛呕吐，小便不利	《杂病治验》
④ 急性肾炎	肢体浮肿，脘腹胀大，大小便不利，睾丸肿亮	《辽宁中医》1980年第12期
⑤ 类风湿关节炎	下肢关节肿大，剧烈疼痛，不能转侧，小便不多	《辽宁中医》1980年第12期
⑥ 精神分裂症	神志错乱，胡言乱语，登高而歌，弃衣而走	《辽宁中医》1980年第12期
⑦ 胃酸过多	胃脘疼痛，经常泛吐大量酸水或清涎	《福建中医》1963年第3期
⑧ 红斑性狼疮	系统性肾型红斑狼疮，肢体浮肿，小便不利	《辽宁中医》1980年第12期

五、大青龙汤

【组成】　麻黄六两（去节）　桂枝二两（去皮）　甘草二两（炙）　杏仁四十个（去皮尖）　生姜三两　大枣十枚　石膏如鸡子大（碎）。

【用法】　上七味，以水九升，先煮麻黄，减二升，去上沫，内诸药，煮取三升，去滓，温服一升，取微似汗，汗多者，温粉粉之。

【功效】　解表清热，宣肺行水。

【主治】　病溢饮者。

【方解】　溢饮是水饮溢于肌表，当汗出而不汗出，饮邪停留，而见身体疼痛重着等证。饮既外溢于体表，故治疗大法当以汗解，亦因势利导之意。如溢饮有邪盛于表而兼郁热者,每见于脉浮、发热恶寒、身疼痛、不汗出而喘、烦躁等证。治疗方法宜大青龙汤,发汗兼清郁热。方中用麻黄汤加生姜、大枣,发汗宣肺,使水饮从汗而解,加石膏,以清里之郁热。

【古代应用】 ① 太阳中风,脉浮紧,发热恶寒,身疼痛,不汗出而烦躁者,大青龙汤主之。若脉微弱,汗出恶风者,不可服之,服之则厥逆,筋惕肉瞤,此为逆也。(《伤寒论》)

② 大青龙汤:治伤寒脉浮紧,头痛身疼痛,恶寒发热,不得出汗,烦躁扰乱不安者,以此汗之,古人以伤寒为汗病,其身烦躁,无奈何者,一汗而凉,斯言是也。(《伤寒蕴要》)

③ 溢饮者,四饮之一,此水气溢于表者,其变,或有肿如风水者,或有痛类痛风者,如此之类,大青龙汤取微似汗,即愈。(《方舆輗》)

④ 大青龙汤:治喘及咳嗽,渴欲饮水,上冲,或身痛,恶风寒者。(《方极》)

【现代应用】 如表 11 - 5。

表 11 - 5　大青龙汤现代应用

病　名	症　状	来　源
① 急性肾炎	发热恶寒,肢体浮肿,无汗而喘,脉浮数,舌苔薄黄	《杂病治验》
② 哮喘	哮喘入冬发作,形寒发热无汗,咳喘更剧,痰咳清稀不爽,喉中痰鸣,面目浮肿,四肢沉重	《江苏中医》1964 年第 11 期
③ 感冒高热	发热恶寒,身重无汗,入夜烦躁,脉浮数	《中医杂志》1962 年第 12 期
④ 流脑	头痛项强甚剧,身热恶寒,无汗心烦,口渴欲饮,饮则呕吐,身遍布紫色瘀斑,肢冷	《上海中医药杂志》1966 年第 3 期
⑤ 急性风湿热	发热多汗,关节红肿,游走而疼痛,重则肢体不能活动,脉浮数	《杂病治验》

六、小青龙汤

【组成】 麻黄三两(去节)　芍药三两　五味子半升　干姜三两　甘草三两(炙)　细辛三两　桂枝三两(去皮)　半夏半升(洗)。

【用法】 上八味,以水一斗,先煮麻黄,减二升,去上沫,内诸药,煮取三升,去滓,温服一升。

【功效】 外散风寒,内温化饮(温肺化饮,止咳平喘)。

【主治】 病溢饮者;咳逆倚息不得卧者。

【方解】 溢饮是水饮溢于肌表,当汗出而不汗出,饮邪停留,而见身体疼重等证。饮既外溢于体表,故治疗大法,当以汗解,亦因势利导之意。如表寒里饮俱盛,而见恶寒发热胸闷,干呕,咳喘者,宜用小青龙汤,发汗兼温化水饮。

徐忠可:"咳逆倚息不得卧,即前支饮的证也,不用十枣汤而用小青龙汤,必以其挟表也。然此必病发未久而不得卧,则势亦紧急,故暂以麻桂治表,姜夏治饮耳。"

【古代应用】 ① 饮寒表不解,心下有水饮,干呕,发热而咳,或渴,或利,或噎,或小便不利,少腹满,或喘者,小青龙汤主之。(《伤寒论》)

② 杂病肤胀水肿症,用此发汗利水。(《医宗金鉴》)

③ 本方治溢饮,又加石膏治肺胀咳而上气烦躁而喘,脉浮者,心下有水气。又治咳逆倚息不得卧。(丹波元坚)

④ 此方治表而心下有水气咳喘者。又用于溢饮咳嗽,其人咳嗽喘急,遇暑则必发,吐痰沫,不得卧,喉中涩,此心下有水饮,宜此方,若上气烦躁者,加石膏。(《方函口诀》)

【现代应用】 如表 11-6。

表 11-6 小青龙汤现代应用

病 名	症 状	来 源
① 水肿	咳嗽多吐痰涎,痰稀色白,全身浮肿,腹胀如鼓,气喘不能平卧,食少	《福建中医药》1966 年第 5 期
② 哮喘	咳嗽喘促,喉中有水鸡声,痰吐泡沫,夜不能卧	广州《老中医医案医话选》
③ 百日咳	阵咳气喘不已,咳时涕泪交作,入夜为甚。发时持续数分钟后吐出清稀泡沫痰涎量多,胃纳欠佳	江西赣州《临床资料汇编》
④ 外感咳嗽	恶寒重,发热轻,咳嗽气喘,脉浮,苔白	《上海中医药》1981 年第 11 期
⑤ 慢性气管炎	咳嗽气喘,重则倚息不得卧,痰白质稀而起泡沫,形寒怕冷	《杂病治验》

七、木防己汤、木防己去石膏加茯苓芒硝汤

【组成】 ① 木防己三两　石膏十二枚鸡子大　桂枝二两　人参四两。

【用法】 上四味,以水六升,煮取二升,分温再服。

【组成】 ② 木防己　桂枝各二两　人参四两　芒硝三合　茯苓四两。

【用法】 上四味,以水六升,煮取二升,去滓,内芒硝,再微煎,分温再服,微利则愈。

【功效】 ① 通阳行水,扶正散结。

② 通阳行水,扶正软坚。

【主治】 膈间支饮,其人喘满,心下痞坚,面色黧黑,其脉沉紧,得之数十日,医吐下之不愈。虚者即愈,实者三日复发,复与不愈者。

【方解】 其人喘满,心下痞坚是水停心下,上迫于肺所致。寒饮留于里,结聚不散,所以其脉沉紧。饮聚于胃,营卫运行不利,故面色黧黑。发作数十日,诸治不愈,这是支饮停留在膈间。宜用木防己汤。方中防己、桂枝一苦一辛,行水饮而散结气,可使心下痞坚消散;石膏辛凉以清郁热,其性沉降,可以镇饮邪之上逆;人参扶正补虚。服药之后,能得痞坚虚软,这是水去气行,结聚已散,病即可愈;若仍痞坚结实,是水停气阻,病情仍多反复,再用此方,已不能胜任,应于原方中去石膏之辛凉,加茯苓以利水下行,芒硝以软坚破结,方能更合病情。

【现代应用】 如表 11 - 7。

表 11 - 7　木防己汤、木防己去石膏加茯苓芒硝汤现代应用

病　名	症　状	来　源
① 胸痛	胸膈痞满,时吐涎沫,咳嗽有痰,面色黧黑,咳满不宁,心烦难寐,食减,入夜口干	《赵守真治验回忆录》
② 胸膜炎	水停胁下,肝经不和,肺气郁滞,发热略咳气短,胸部左侧饱满,左胁下胀痛,咳嗽加剧	《中医杂志》1959 年第 3 期
③ 急性肾炎	周身浮肿较甚,腰痛尿少,腹胀脐突,不能起床,发热咳嗽,大便不行,小便短少,脉沉苔腻	《浙江中医药》1979 年第 5 期
④ 肺心病风心病	咳嗽气喘,胸闷,气急,面浮足肿,唇舌青紫,关节疼痛等	《浙江中医学院学报》1981 年第 5 期

八、泽泻汤

【组成】 泽泻五两　白术二两。

【用法】 上二味,以水二升,煮取一升,分温再服。

【功效】 健脾利水。

【主治】 心下有支饮,其人苦冒眩。

【方解】 水停心下,清阳不升,浊阴不降,故头目昏眩,这是痰饮常见之证。治以泽泻汤,用泽泻利水除饮,白术补脾制水。

尤在泾:"以水饮之邪上乘清阳之位,则为冒眩。冒者,昏冒而神不清,如有物冒蔽之也;眩者,目眩转而乍见玄黑也,泽泻泻水气,白术补土气以胜水也。"

【古代应用】 ① 本方治心下有水者。(《肘后备急方》)

② 支饮冒眩症,则剧者昏昏摇,如居暗室,如坐舟中,如步雾里,如冒空中,居室床褥如回转而走,虽瞑目敛神,亦复此然,是非此方不能治。(《类聚方广义》)

③ 心下有水气,苦冒眩,小便不利者。(《方机》)

④ 水湿肿胀,即本方二味各一两为末,或为丸,每服三钱,茯苓汤下。(《保命集》)

【现代应用】 如表11-8。

表11-8　泽泻汤现代应用

病　名	症　状	来　源
① 眩晕	头目眩晕,天昏地转,突然晕倒,恶心呕吐	《中医杂志》1981年第7期
② 内耳眩晕	头眩耳鸣,重则卧床不起,起则头眩	《新医药学》1976年第5期
③ 耳中积液	耳中积液,听觉不聪,重则重听	《上海中医药》1981年第11期

九、厚朴大黄汤

【组成】 厚朴一尺　大黄六两　枳实四枚。

【用法】 上三味,以水五升,煮取二升,分温再服。

【功效】 攻下痰积(攻破水积)。

【主治】　支饮胸满者。

【方解】　支饮兼见腹满,腹中痛而大便秘结者,是胃家实证已为当前主要病情。治宜厚朴大黄汤,疏导肠胃,荡涤实邪。

张璐玉:"此即小承气汤,以大黄多,遂名厚朴大黄汤,若厚朴多,则名厚朴三物汤,此支饮胸满者,必缘其人素多湿热,浊饮上逆所致,故用荡涤中焦药治之。"

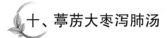

十、葶苈大枣泻肺汤

【组成、用法与功效】　见"肺痿肺痈咳嗽上气篇"。

【主治】　支饮不得息。

【方解】　支饮阻于胸膈,痰涎壅塞,肺气不利,致见胸闷喘咳,呼吸困难等证。治宜葶苈大枣泻肺汤,泻肺气之闭以逐痰饮。

赵以德:"支饮留结,气塞胸中,故不得息,葶苈能破结利饮,大枣通肺气补中,此虽与肺痈异而方柑通者,盖支饮之与气未尝相离,支饮以津液所聚,气行则液行,气停则液聚,而气亦结。气阳也,结以化热,所以与肺痈热结者同治。"

十一、小半夏汤

【组成】　半夏一斤　生姜半斤。

【用法】　上二味,以水七升,煮取一升半,分温再服。

【功效】　温胃化饮降逆。

【主治】　呕家本渴,渴者为欲解,今反不渴,心下有支饮故也。

【方解】　呕吐多伤津液,应当作渴,但痰饮呕吐而作渴者是饮随呕去,可知病欲解;若吐后而不渴者,则知水饮仍停留于胃,呕吐虽可排除部分水饮,而支饮并未消除,故反不渴。治以小半夏汤和胃止呕,散饮降逆。

【古代应用】　① 病心腹虚寒,游痰气上,胸胁满,不下食,呕逆,胸中冷者,小半夏汤(本方加橘皮,一方有桂心、甘草)主之。(《千金方》)

② 仲景《伤寒论》疗呕哕,心下悸,痞硬,不能食,小半夏汤。又云:文仲疗脚气入心,闷绝欲死,半夏三两,洗切,生姜一升半,上二味,内半夏,煮取一升八合,分四服,极效。(《外台秘要》)

③ 治五噎,胸膈咽喉不利痰道,食少方,半夏七枚,小者,汤洗去滑捣,细罗为散,都为一服,以浓生姜汤调服之。患者多年,不过三服差。(《圣惠方》)

④ 水玉汤(即本方):治眉棱骨痛不可忍者,以痰厥也。(《杨氏家藏方》)

⑤ 小半夏汤:治霍乱呕吐涎沫,医反下之,心下作痞。(《圣济总录》)

⑥ 玉液汤:治七伤感,气郁生涎,随气上逆,头目眩晕,心嘈而悸,眉棱骨痛,即本方入沉香水一呷,用温服。(《严氏济生方》)

【现代应用】 如表11-9。

表11-9 小半夏汤现代应用

病　名	症　状	来　源
① 术后呕吐	胃全切除,术后第六天始见呕吐苦水,断续日久不能进食	《上海中医药》1979年第4期
② 术后呃逆	腹部手术,终日呃逆	《上海中医药》1969年第1期
③ 妊娠恶阻	妊娠四月,呕吐二月余,呕吐剧烈,痰涎较多,头晕体倦,脘胀食减	《江西中医药》1979年第8期

十二、己椒苈黄丸

【组成】 防己　椒目　葶苈(熬)　大黄各一两。

【用法】 上四味,末之,蜜丸如桐子大,先令饮服一丸,日三服,稍增,口中有津液,渴者加芒硝半两。

【功效】 分消水饮,导邪下行。

【主治】 腹满,口舌干燥。

【方解】 水走肠间,饮邪内结,所以腹满,水气不化,津不上承,故口干舌燥。治以己椒苈黄丸,分消水饮,导邪下行,则腹满、口干舌燥诸证自愈。方中防己、椒目辛宣苦泄,导水从小便而出,葶苈、大黄攻坚决壅,逐水从大便而去,前后分消,则脘满自消,脾气转输,津液自生,则口渴自解。

【古代应用】 因肠有留饮而变水肿者,此方有效,四肢虽感浮肿,仍以腹胀满为主,若腹坚实者,加芒硝,此与木防己去石膏加茯苓、芒硝汤同意。主挫实利水也。(《方函口诀》)

【现代应用】 如表 11 - 10。

表 11 - 10 己椒苈黄丸现代应用

病 名	症 状	来 源
① 肺源性心脏病	咳喘不能平卧,周身肿甚,二便不利,腹胀纳少	《中医杂志》1980 年第 8 期
② 急性肾炎	面目浮肿,口干舌燥,腹胀满,大便燥结,小便短赤,脉沉实,苔根腻	《治验回忆录》
③ 肝硬化腹水	肝肿大而硬,脘腹胀满如鼓,口干舌燥,二便不利,脉弦苔腻	《杂病治验》
④ 脑膜炎	胸胁痞硬胀满,咳嗽气喘,大便秘结	《杂病治验》

十三、小半夏加茯苓汤

【组成】 半夏一升　生姜半斤　茯苓三两(一法四两)。

【用法】 上三味,以水七升,煮取一升五合,分温再服。

【功效】 温胃健脾,散饮降逆。

【主治】 ① 卒呕吐,心下痞,膈间有水,眩悸者。

② 先渴后呕,为水停心下,此属饮家。

【方解】 饮停于胃,则胃失和降,反而上逆,故每突然发生呕吐,由于水饮停积,故心下痞满;清阳不升,则头目眩昏;水上凌心,则心下悸,凡此诸变,皆属膈间有水之故,而呕吐为其主证。治以小半夏加茯苓汤,和胃止呕,引水下行。

饮邪有新久的不同,此云先渴后呕,可知以前并无呕吐之症,而见于口渴饮水多之后,因水停心下,才发生呕吐。此属新饮,但亦为饮家,故治以小半夏加茯苓汤,行水止呕。

【古代应用】 ① 半夏加茯苓(即本方):治三焦不顺,心下痞满,膈间有水,目眩悸动。(《圣济总录》)

② 茯苓半夏汤(即本方):治停痰留饮,胸膈满闷,咳嗽呕吐,气短恶心,以致饮食不下。(《太平惠民和剂局方》)

③ 半夏加茯苓汤：治水结胸证，心下痞满，无大热，头汗出。（《仁斋直指方》）

④ 大半夏汤（即本方）：治痰饮，脾胃不和，咳嗽呕吐，饮食不入。（《妇人良方》）

⑤ 小半夏加茯苓汤：治痰饮汗多，小便不利。（《张氏医通》）

⑥ 恶阻不能受药者，可用小半夏加茯苓汤，若仍不受可用伏龙肝一两，置器中，用水二盏煮之，静置使澄，取一盏半，用此水煎服小半夏加茯苓汤，无不受者，不但治恶阻呕吐，用于诸病呕逆，诸医所束手者，皆得奇验。（《医事小言》）

十四、五苓散

【组成】 茯苓三分 猪苓三分（去皮） 白术三分 泽泻一两一分 桂枝二分（去皮）。

【用法】 上五味，为末，白饮服方寸匕，日三服，多服暖水，汗出愈。

【功效】 健脾温阳，化气利水。

【主治】 假令瘦人，脐下有悸，吐涎沫而癫眩，此水也。

【方解】 瘦人，由于饮食不化精微，但变为痰饮，故昔肥今瘦，痰饮病人多见此现象。脐下悸，是水动于下，吐涎沫而癫眩，是水逆于上，不能认为形体消瘦而怀疑非水饮为病，所以说"此水也"。故用五苓散助气化以利水，使水得从小便而出，如此，则吐涎沫与癫眩的证候，自然向愈。

【现代应用】 如表11-11。

表11-11 五苓散现代应用

病 名	症 状	来 源
① 眩晕	眩晕，视物模糊，恶心呕吐，饮食减少，水入即吐，口干欲饮，量少心悸，面色苍白	《浙江中医药》1979年第9期
② 眩晕昏厥	烦乱不止，晕厥不省人事，伴有呕吐痰涎，溲频量少	《中医专题讲座汇编》第2集
③ 脑积水	囟门扩大饱满，突出于颅骨。右侧增大，下肢活动欠灵，头部明显增大，青筋暴露，形身消瘦	《新医药杂志》1978年第8期
④ 泄泻	腹泻稀水，量多，味腥无脓血，尿少，微渴不欲饮，纳少	《泰山卫生》1979年第1期

续　表

病　名	症　状	来　源
⑤ 水肿	全身浮肿,尿少,上下眼胞肿甚,目不能睁,腹胀胸满,纳减,苔薄白,脉濡	《贵州卫生》1959 年第 3 期
⑥ 术后尿潴留	术后小腹痛,小溲点滴不通,口渴不欲饮,大便正常	《浙江中医杂志》1966 年第 6 期
⑦ 产后小便不通	难产后,小便不利,导尿二旬	《云南中医》1980 年第 5 期

附方　茯苓饮（引《外台秘要》）

【组成】　茯苓　人参　白术各三两　枳实二两　橘皮二两半　生姜四两。

【用法】　上六味,水六升,煮取一升八合,分温三服,如人行八九里进之。

【功效】　理气化痰。

【主治】　治胸中有停痰宿水,自吐出水后,心胸间虚,气满,不能食,消痰气,令能食。

【方解】　沈明宗:"脾虚不为胃行其津液,水蓄为饮,贮于胸膈之间,满而上溢,故自吐出水后,水饮虽去,正气更虚,饮复上逆,所以满而不能食。方用参术补气健脾,使新饮不聚;姜、橘、枳实,以驱胃家未尽之饮,且消痰气,令能食耳。"

【古代应用】　① 延年茯苓饮:主风痰气呕吐水者。(《外台秘要》)

② 茯苓饮:治老人常苦痰饮,心下痞满,饮食不消,易下利者。又治小儿乳食不化,吐下不止,并百日咳,心下痞满,咳逆甚者,俱加半夏有特效。(《类聚方广义》)

十五、桂苓五味甘草汤

【组成】　茯苓四两　桂枝四两(去皮)　甘草三两(炙)　五味子半斤。

【用法】　上四味,以水八升,煮取三升,去滓,分温三服。

【功效】　化气平冲。

【主治】　青龙汤不已,多唾口燥,寸脉沉尺脉微,手足厥逆,气从少腹上冲胸咽,手足痹,其面翕热如醉状,因复下流阴股,小便难,时复冒者。

【方解】　咳逆倚息不得卧证,服小青龙汤以后,痰唾多而口干燥者,是为寒饮将去之征。但由于其人下焦真阳素虚,支饮上盛,是一种下虚上实之证,所以寸脉见沉,尺脉微弱,而且四肢厥逆。复因温散易于发越阳气,影响冲脉,滋生变端,导致真阳上越,冲气上逆,而现气从少腹上冲,直至胸咽,四肢麻木,其面戴阳,翕热如醉状,小便困难,时作昏冒。治宜敛气平冲,用桂苓五味甘草汤,方中桂枝、甘草,辛甘化阳,以平冲气;配以茯苓,能引逆气下行,又用五味收敛耗散之气,使虚阳不致上浮。

十六、苓甘五味姜辛汤

【组成】　茯苓四两　甘草　干姜　细辛各三两　五味子半斤。

【用法】　上五味,以水八升,煮取三升,去滓,温服半升,日三服。

【功效】　温肺化饮。

【主治】　冲气即低,而反更咳,胸满者。

【方解】　服前方后,冲气即见下降,但咳嗽、胸满之证又复发作,这是冲逆虽平,而支饮又发,宜再除饮治咳,用苓甘五味姜辛汤。因冲逆已平,故不须桂枝,但咳满又加,故用干姜、细辛以散寒微满,合五味以蠲饮止咳。

十七、桂苓五味甘草去桂加姜辛夏汤

【组成】　茯苓四两　甘草　细辛　干姜各二两　五味子　半夏各半升。

【用法】　上六味,以水八升,煮取三升,去滓,温服半斤,日三服。

【功效】　化饮降逆。

【主治】　咳满即止,而更复渴,冲气复发者,以细辛、干姜为热药也。服之当遂渴,而渴反止者,为支饮也。支饮者法当冒,冒者必呕,呕者复内半夏以去其水。

【方解】　服前方后而咳满即止者,是姜、辛的功效已著,病情缓解,为好转现象。但亦有服药后见口渴,冲气复发者,是因姜、辛温热转从燥化,动其冲气所致,此种变化自当酌用苓桂味甘汤以治之。还有一种变化为口渴反止。如其为热药之变,当口渴不止,今反渴止呕吐,是前药尚未能控制其发作之势,仍为饮邪无疑,可用原方加半夏以去水止呕。

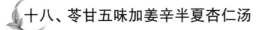

十八、苓甘五味加姜辛半夏杏仁汤

【组成】 茯苓四两　甘草三两　五味子半升　干姜三两　细辛三两　半夏半斤　杏仁半升(去尖皮)。

【用法】 上七味,以水一斗,煮取三升,去滓,温服半升,日三服。

【功效】 温肺化饮消肿。

【主治】 水去呕止,其人形肿者,加杏仁主之。其证应内麻黄,以其人遂痹,故不纳之,若逆而内之者,必厥,所以然者,以其人血虚,麻黄发其阳故也。

【方解】 服药后水去呕止,是里气转和,但表气未宣,故其人尚见形肿,可于前方中加杏仁一味,继续除其余邪,兼以宣利肺气;气化则饮消,形肿亦可随减。从形肿一证而论,本可应用麻黄发汗消肿,但由于其人本有尺脉微、手足痹等虚证,故不能用。若违反病情,误用麻黄,则更耗散其阳,必有厥逆之变。

十九、苓甘五味加姜辛半杏大黄汤

【组成】 茯苓四两　甘草三两　五味子半升　干姜三两　细辛三两　半夏半升　杏仁半升　大黄三两。

【用法】 上八味,以水一斗,煮取三升,去滓,温服半升,日三服。

【功效】 平冲摄阳,清胃泄热。

【主治】 若面热如醉,此为胃热上冲熏其面。

【方解】 “若”字是承上文而言,谓前证其人形肿,加杏仁宣肺消肿后,兼有面热如醉的证状。此为胃热上冲熏面。病属于胃热上冲,饮邪夹热,故于温化痰饮方中,加大黄一味,苦寒泄热。

消渴小便不利篇

消渴肺胃津伤用白虎加人参汤，肾阳亏损用肾气丸。

小便不利有水气阳虚用瓜蒌瞿麦丸，水停下焦用五苓散，阳明津伤用猪苓汤，瘀热内阻用蒲灰散、滑石白鱼散，脾虚不运用茯苓戎盐汤。

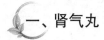

一、肾气丸

【组成与用法】　见"血痹虚劳病篇"。

【功效】　温阳补肾摄水。

【主治】　男子消渴，小便反多，以饮一斗，小便一斗。

【方解】　消渴，一般来说大都属热，唯下消寒热兼有。因为肾有水火之脏，饮一溲一，是肾阳虚不能化水可知，故用肾气丸从阴中来温养肾阳，使肾阳能蒸化水气，上升而为津液，不致有降无升。如此，则小便反多，饮一溲一的证候，自可消除。又，此病不仅见于男子，即女子亦有此病，故用肾气丸。若饮一溲二，《内经》称为不治之证。

【现代应用】　如表 12-1。

表 12-1　肾气丸现代应用

病　名	症　状	来　源
糖尿病	口渴多饮，小便频数量多，形体日渐消瘦乏力，头昏腰酸	《哈尔滨中医》1960 年第 5 期

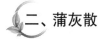 二、蒲灰散

【组成】 蒲灰七分　滑石三分。

【用法】 上二味,杵为散,饮服方寸匕,日三服。

【功效】 清热利湿,化瘀通窍。

【主治】 小便不利者。

【方解】 徐忠可:"蒲灰即蒲席烧灰也,能去湿热利小便,滑石能通九窍,去湿热,故主之。"按:蒲灰即蒲黄。

【古代应用】 (1)治血尿、泻血、利水道(即本方)。(甄权)

(2)凉血、活血、止心腹诸痛(即本方)。(《本草纲目》)

(3)蒲灰散:治皮水小便不利而渴。(《张氏医通》)

(4)用蒲灰散治污血,小便不利。(《济阴纲目》)

【现代应用】 如表12-2。

表 12-2　蒲灰散现代应用

病　名	症　状	来　源
尿路感染	湿热下注,膀胱不利,发热口渴,溲解不畅,色黄甚则夹有血丝,灼热涩痛,少腹拘急	《辽宁中医杂志》1980 年第 7 期

三、滑石白鱼散

【组成】 滑石二分　乱发二分(烧)　白鱼二分。

【用法】 上三味,杵为散,饮服方寸匕,日三服。

【功效】 清热利湿,化瘀通窍。

【主治】 小便不利者。

【方解】 赵以德:"发乃血之余,能消瘀血通关便。本草治妇人小便不利,又治妇人无故溺血。白鱼去水气,理血脉,可见皆血剂也。"

四、茯苓戎盐汤

【组成】　茯苓半斤　白术二两　戎盐弹丸大一枚。

【用法】　上三味,先将茯苓、白术、以水五升,煮取三升,入戎盐再煎,分温三服。

【功效】　温肾健脾利湿。

【主治】　治小便不利者。

【方解】　赵以德:"戎盐者即北海盐,膀胱乃水之海,以气相从,故咸味润下,佐茯苓利小便;然盐亦能走血,茯苓亦利腰脐间血,故以治血水。"

【现代应用】　如表12-3。

表 12-3　茯苓戎盐汤现代应用

病　名	症　状	来　源
淋病	溲解不畅,点滴而出,溺时涩痛,甚则引致脐中,食少便溏	《江西中医药》1959 年第 10 期

五、猪苓汤

【组成】　猪苓(去皮)　阿胶　滑石　泽泻各一两。

【用法】　上五味,以水四升,先煮四味,取二升,去滓,内胶烊消,温服七合,日三服。

【功效】　滋阴利水。

【主治】　脉浮发热,渴欲饮水,小便不利者。

【方解】　脉浮发热,渴欲饮水,小便不利者,是水热互结,郁热伤阴之候,故用茯苓汤利水滋阴,方中二苓、泽泻、滑石淡渗利水兼以清热,阿胶滋阴润燥,使水去则热无所附,津复则口渴亦止。

【现代应用】　如表12-4。

表 12－4　猪苓汤现代应用

病　名	症　状	来　源
① 泌尿系结石	腰痛血尿,溺时灼热疼痛难忍,小腹作胀	《岳美中医案集》
② 泌尿系感染	高热头痛,腰酸,尿意窘迫,溲少灼痛不畅,食减	《岳美中医案集》

六、白虎加人参汤

【组成、用法】　见"痉湿暍篇"。

【功效】　清热生津解渴。

【主治】　渴欲饮水,口干舌燥者。

【方解】　消渴病人必渴欲饮水,若饮水而仍然口干舌燥,是肺胃热盛,津气两伤之候。盖热能伤津,亦易伤气,气虚不能化津,津亏无以上承,所以口干舌燥而渴。治以白虎加人参汤,益气生津,清热止渴。

【现代应用】　如表 12－5。

表 12－5　白虎加人参汤现代应用

病　名	症　状	来　源
糖尿病	口干舌燥,饮不解渴,舌红绛少苔,脉数	《广东中医》1962 第 1 期

七、五苓散

【组成、用法与功效】　见"痰饮咳嗽篇"。

【主治】　脉浮、小便不利,微热消渴者,宜利小便发汗。渴欲饮水,水入则吐者,名曰水逆。

【方解】　前者是表邪未解,热不得泄,膀胱气化受阻,水停于下,津不输布,以致口渴饮水,小便不利;后者是先因膀胱气化失职,水不下输,不仅下焦蓄水,进而胃中亦停水,津不上布而口渴,引水则拒而不纳,故水入则吐。由于两者的病机在根本上是一致的,故皆用五苓散化气行水利小便,水去则诸症自解。方用二苓、泽泻淡渗利水,白术健脾行水,桂枝通阳解表,此亦属表里同治之法。

八、文蛤散

【组成】 文蛤五两。

【用法】 上一味,杵为散,以沸汤五合,和服方寸匕。

【功效】 润肺下水。

【主治】 渴欲引水不止者。

【方解】 赵以德:"文蛤散治伤寒冷水潠灌其热不去,肉上粟起,意欲饮反不渴者,此治表之水寒;今不言表,而曰饮不止,属里者亦用之,何也? 尝考本草,海蛤、文蛤,治浮肿利膀胱下小便,则知内外之水,皆可用之。其味咸凉,咸凉本于水,则可益水,其性润下,润下则可行水,合成凉润下则是以退火治热,证之渴饮不止,由背水衰少,不能制盛火之炎躁而渴,今益水治火,一味两得之。内经曰:心移热于肺,传为膈消者,尤宜以一味切于入心也。"

九、瓜蒌瞿麦丸

【组成】 瓜蒌根二两 茯苓 薯蓣各三两 附子一枚(炮) 瞿麦一两。

【用法】 上五味,末之,炼蜜丸梧子大,饮服三丸,日三服;不知,增至七八丸,以小便利、腹中温为知。

【功效】 温阳化气,润燥利水。

【主治】 小便不利者,有水气,其人苦渴。

【方解】 肾主化气利水,假如肾气不化,则小便不利,水气内停;气不化水,则津不上承,故其人苦渴。治宜温阳化气、利水润燥。用瓜蒌瞿麦丸。方中瓜蒌、薯蓣生津润燥,以治其渴;瞿麦、茯苓渗泄行水,以利小便;炮附一味,能温阳化气,使津液上蒸,水气下行。

【现代应用】 如表12-6。

表12-6 瓜蒌瞿麦丸现代应用

病　名	症　状	来　源
小便不通	口渴肢冷,小便点滴不通,脉沉缓	《湖南中医医案选集》第1集

水 气 篇

风水化热用越婢汤,化热挟湿用越婢加术汤,风水在表用麻黄甘草汤,风水阳虚用麻黄附子汤,风水表虚用防己黄芪汤,脾虚不运用防己茯苓汤,瘀热停水用蒲灰散。

黄汗表虚用芪芍桂酒汤、桂枝加黄芪汤。

水气在气分用桂枝去芍药加麻黄细辛附子汤、枳术汤。

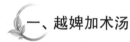

一、越婢加术汤

【组成与用法】 见"中风历节篇"。

【功效】 清热利湿。

【主治】 里水者,一身面目黄肿,其脉沉,小便不利,故令病水。假如小便自利,此亡津液,故令渴也。

【方解】 由于水饮外溢,脾失运化水湿,肺气不宣,不能通调水道,下输膀胱,因此,全身及面目肿大、脉沉、小便不利。肺主毛皮,水湿既不能从皮毛而外泄,又不能下行从小便而排出,结果郁于脾胃而化热。所以用越婢汤发汗行水,兼清内热。方中麻黄、生姜、大枣发汗宣肺,石膏清热降火,白术、甘草健脾运湿,希水从汗而解,则肿自消。

【现代应用】 如表 13-1。

表 13-1 越婢加术汤现代应用

病　名	症　状	来　源
① 晚期血吸虫病腹水	遍身水肿,阴囊肿胀,寒热往来,骨节疼痛,大小便不利,舌苔白滑,脉浮紧	《江西医药》1959 年第 6 期
② 急性肾炎	发热恶寒,无汗而喘,肢体浮肿,小便不利	《杂病治验》

二、越婢汤

【组成】　麻黄六两　石膏半斤　生姜三两　甘草二两　大枣十五枚。

【用法】　上五味,以水六升,先煮麻黄,去上沫,内诸药,煎取三升,分温三服。恶风者,加附子一枚,炮;风水加术四两。(《古今录验》)

【功效】　清热发汗,宣肺消肿。

【主治】　风水恶风,一身悉肿,脉浮不渴,续自汗出,无大热。

【方解】　风水之病,来势急剧,是因风致水,病在于表,故有恶风表证;水为风激则泛滥四溢,故身悉肿,脉浮而口渴,是风邪已有化热之机。风性疏散,故有续自汗出之症;由于陆续汗出,故外表便无大热。但风水相搏之证,虽汗出而表证不解,外无大热而郁热仍盛。故治宜越婢汤发越阳气,散水清热。方中以麻黄配生姜宣散水湿,配石膏清肺胃郁热而除口渴,配甘草、大枣以补益中气。

【古代应用】　① 妇人脚气候,若外盛者,宜作越婢汤加术四两。(《诸病源候论》)

② 麻黄散:治风水遍身肿满,骨节酸疼,恶风脚弱,皮肤不仁,于越婢加术附汤内去甘草,加汉防己、桑根白皮。(《太平圣惠方》)

③ 一身悉肿,脉浮而渴,自汗出,恶风,小便不利,或喘咳者,越婢汤主之,脚气痛风,疮毒内攻等多此证。(方兴乾)

④ 越婢加术汤:治胬肉淡红,面目黄肿,小便不利者。(《眼科锦囊》)

【现代应用】　如表 13-2。

表 13-2 越婢汤现代应用

病　名	症　状	来　源
① 急性肾炎	面目肢体浮肿,发热恶风,小便不利,脉浮数,苔薄黄	《江苏中医》1963 年第 1 期
② 妊娠水肿	妊娠八个月,全身浮肿,口渴欲饮,咳喘气急,舌尖红,脉浮数	《江西医药》1963 年第 9 期

三、防己黄芪汤

【组成与用法】　见"痉湿暍篇"。

【功效】　利湿祛风行水。

【主治】　风水,脉浮身重,汗出恶风者。

【方解】　风水表虚证,虽汗而水气未去,虽脉浮而风邪已不甚,此时脉浮,主要由于水在肌表;此时身重,则为水湿的主证,至于汗出后的恶风,则属于表虚现象,已不同于初起无汗恶风的表证。治疗方法,当益气祛湿,走表行水,宜用防己黄芪汤。方中用防己、白术健脾利水,黄芪、甘草固卫和中,生姜、大枣祛风和卫。

【现代应用】　如表 13-3。

表 13-3 防己黄芪汤现代应用

病　名	症　状	来　源
① 急性肾炎	下肢沉重,胫帮浮肿脉浮虚而数,舌苔淡白,有齿痕	《岳美中医案集》
② 慢性肾炎	面色㿠白,肢体浮肿,头昏心悸,形寒便溏尿少,舌淡白,脉沉细无力	《浙江医学》1960 年第 5 期

四、甘草麻黄汤

【组成】　甘草二两　麻黄四两。

【用法】　上二味,以水五升,先煮麻黄,去上沫,内甘草,煮取三升,温服一升,重复汗出,不汗再服,慎风寒。

【功效】　宣肺发汗利水。

【主治】　治里水(风水)。

【方解】　风水在表,病由肺失宣化,通调失职引起。治疗用甘草麻黄汤治疗,以甘草和中补脾,麻黄宣肺利水。

陈古愚:"麻黄发汗最捷,徐灵胎谓其无气无味,不专一经而实无经不到,盖以出入于空虚之地,凡有形之气血不得而御之也。"

【古代应用】　① 有人患气虚损,久不差,遂成水肿,如此者众,诸皮中浮水,攻面目身体,从腰以上肿,皆以此汤(即本方)发汗,悉愈。(《千金翼方》)

② 麻黄汤(即本方麻黄去节,甘草炙):主风湿水疾,身体面目肿,不仁而重。皮水用之良。(《千金翼方》)

③ 有人患气促,积久不差,遂成水肿,服之有效,但此药发表,老人虚人不可轻用。(《严氏济生方》)

④ 寒客皮肤,令人肤胀,麻黄甘草汤主之。(《医垒元戎》)

⑤ 麻黄甘草汤:治水肿从腰以上俱肿,以此汤发汗。(《济阴纲目》)

五、防己茯苓汤

【组成】　防己三两　黄芪三两　桂枝三两　茯苓六两　甘草二两。

【用法】　上五味,以水六升,煮取二升,分温三服。

【功效】　健脾利水。

【主治】　皮水为病,四肢肿,水气在皮肤中,四肢聂聂动者。

【方解】　脾主四肢,脾病则水潴留于四肢皮肤,故皮水病人四肢浮肿。肿则阳气被郁,邪正相争,故肌肉有轻微跳动。治用防己茯苓汤,通阳化气,表里分清。方中防己、黄芪走表祛湿,使皮水从外而解;桂枝、茯苓通阳化水,使水气从小便而去;同时桂枝与黄芪相协,又能通阳行痹,鼓舞卫阳;甘草调和诸药,协黄芪以健脾,脾旺则可制水,并可预防肾水泛滥,以免加重水肿。

【古代应用】　① 木防己汤(于本方中加生姜、芍药各二两,白术三两):疗肿患下水气,四肢肿,聂聂动。(《外台秘要》)

② 治太阳腰髀痛,审证借用此方,如鼓之应桴。(王晋三)

【现代应用】 如表 13-4。

表 13-4 防己茯苓汤现代应用

病　名	症　状	来　源
① 急性水肿	全身浮肿,腹胀如鼓,四肢瞤动,阴囊肿大如柑,水液泌漓渗出,脉濡数	《陈耀庚医案》
② 妊娠水肿	妊娠七月,肢体浮肿,食少便溏,小便不利,脉滑苔白	《杂病治验》
③ 红斑狼疮性水肿	面部红斑如蝶状,肢体浮肿,小便少,尿检蛋白(＋＋)	《杂病治验》
④ 羊水过多	因妊娠腹水,3 次都流产,此次妊娠 2 月即此方加减,未生腹水,胎留正产	《新中医》1977年第 2 期

六、麻黄附子汤

【组成】 麻黄三两　甘草二两　附子一枚(炮)。

【用法】 上三味,以水七升,先煮麻黄,去上沫,内诸药,煮取二升半,温服八分,日三服。

【功效】 温阳宣肺,发汗消肿。

【主治】 水之为病,其脉沉小,属少阴。

【方解】 水肿病,脉沉小,与少阴肾有关,是属正水,可用发汗的方法治疗。宜用麻黄附子汤,温经发汗,兼顾肾阳。

沈明宗:"麻黄附子汤,今人置之不讲,余特举而明之,麻黄附子通阳开窍,治水妙剂,今人惟用肾气丸壅补其内,致阳气不宣,辅升转壅,邪无出路,水肿日增,咳血而死者,不知凡几矣。"

【古代应用】 麻黄汤(即本方中加桂心、生姜):疗风水身体面目尽浮肿,腰背牵引髀股,不能食。(《外台秘要》)

【现代应用】 如表 13-5。

表 13-5　麻黄附子汤现代应用

病　名	症　状	来　源
① 肾炎	全身肿胀,按之凹陷,行走困难,食欲不振,大便秘,小便少,脉沉苔白	《湖南中医案选集》第1集
② 小儿肾炎	全身浮肿,眼睑肿,目不得开,阴囊肿亮,腹大如鼓,舌苔白腻,脉沉迟	《新医药杂志》1976年第8期
③ 肺心病水肿	颜面下肢中度浮肿,口唇发绀,咳嗽气喘,腹胀,小便少,腹沉迟,苔薄白	《芜湖医药》1980年第5期
④ 气管炎	咳嗽胸闷,喉中水鸡声,恶风怕冷,厌食便溏,苔白腻,脉沉滑	《芜湖医药》1980年第5期

七、蒲灰散

【组成、用法与功效】　见"消渴小便不利篇"。

【主治】　皮水厥逆者。

【方解】　皮水,即本论所说的五水之一,其脉浮,证见胕肿,按之没指,不恶风,其腹如鼓,口不渴,或渴而不恶寒,身肿而冷,状如顽痹。厥,谓四肢逆冷。厥而皮水,由于膀胱气化不行,则小便不利,水邪走于皮间。水邪外盛,阻其胸中之阳,致阳气不能行于四肢,此厥之成因由于水盛,去其水则四肢必温,故用蒲灰散,清利其小便。方用蒲黄活血,滑石利尿。

八、黄芪芍药桂枝苦酒汤

【组成】　黄芪五两　芍药三两　桂枝三两。(烧熟,捣和丸如梧子大,每服五十丸,白汤下无时。洁古家珍方)

【用法】　上三味,以苦酒一升,水七升相和,煮取三升,温服一升,当心烦,服至六七日乃解,若心烦不止者,以苦酒阻故也。

【功效】　扶阳固表,祛除水湿。

【主治】　黄汗之为病,身体肿。发热汗出而渴,状如风水,汗沾衣,色正黄如柏汁,脉自沉。

【方解】 黄汗与风水相似,但风水脉浮而黄汗脉沉;风水恶风而黄汗不恶风;风水汗出色正而黄汗汗出色黄如柏汁,汗沾衣,为其特征。黄汗的病机与出汗入水中,汗液排泄障碍有关。水湿侵犯经脉,阻碍营卫的运行,卫郁而不能行水,濡留于肌肤,故全身水肿;营郁而化热,湿热交蒸,故发热汗出色黄;气不化津,故口渴,治用芪芍桂酒汤调和营卫,祛散水湿。方中桂枝、芍药调和营卫,配苦酒以增强泄营中郁热的作用,黄芪实卫走表祛湿,使营卫调和,水湿得祛,气血畅通,则黄汗之证可愈。

【现代应用】 如表13-6。

表13-6 黄芪芍药桂枝苦酒汤现代应用

病　名	症　状	来　源
黄汗	发黄浮肿,四肢乏力,下肢发凉,上身汗出,汗色发黄,汗染衣呈淡黄色,腰中痛,烦躁,下午发低热,小便不利	《山东中医学院学报》1980年第2期

九、桂枝加黄芪汤

【组成】 桂枝　芍药各三两　甘草二两　生姜三两　大枣十二枚　黄芪二两。

【用法】 上六味,以水八升,煮取三升,温服一升,须臾饮热稀粥一升余,以助药力,温服取微汗;若不汗,更服。

【功效】 助阳解肌,调和营卫。

【主治】 若身重,汗出已辄轻者,久久必身瞤,瞤即胸中痛,又从腰以上必汗出,下无汗,腰髋弛痛,如有物在皮中状,剧者不能食,身疼重,烦躁,小便不利,此为黄汗。

【方解】 身重是湿胜的缘故,但若汗出之后,湿随汗泄,身重即会消失,身体感到轻快,这是黄汗的特征。固然,湿随汗出而身重可以减轻,但汗出耗伤阳气,因而肌肉发生跳动,胸中阳气不足,故亦有痛感。这时,上焦阳虚,故腰以上汗出;下焦湿胜,则腰髋弛痛,如有物在皮中。如病势转剧,内伤于脾,则不能饮食;外伤肌肉,则身体疼痛;伤于心则心烦而躁;伤于膀胱则小便不利。结果,水湿无法排泄,潴留于肌肉而生水肿,这就是黄汗病。用桂枝加黄芪汤治疗,以桂枝汤解肌调和营卫;啜粥出微汗,再加黄芪走表逐湿,使阳郁得伸,则热可外达,营卫调和,而病自解。

十、桂枝去芍药加麻黄细辛附子汤

【组成】 桂枝三两　生姜三两　甘草二两　大枣十二枚　麻黄　细辛各二两　附子一枚(炮)。

【用法】 上七味,以水七升,煮麻黄,去上沫,内诸药,煮取二升,分温三服,当汗出,如虫行皮中,即愈。

【功效】 温散寒饮。

【主治】 气分,心下坚,大如盘,边如旋杯,水饮所作。

【方解】 心下相当于胃的上脘部分。由于阳虚阴凝,水饮不消,积留于胃中,所以痞结。甚则坚硬。治用桂枝汤温经散寒。去芍药者,防其性苦微寒,伤阳助饮。加麻黄附子细辛者,温阳以散水饮,水饮去除则心下坚满自解。

【古代应用】 ① 本方治恶寒或身体不仁,或手足逆冷而心下坚者。(《方机》)
② 本方治上冲头痛,发热喘咳,身体疼痛,恶寒甚者。又老人于秋冬之交每有痰饮、咳嗽、胸背胁腹挛痛而恶寒者。(《类聚方广义》)

【现代应用】 如表13-7。

表 13-7　桂枝去芍药加麻黄细辛附子汤

病　名	症　状	来　源
肾炎	全身浮肿,面色㿠白恶寒,四肢逆冷,脉沉迟,舌苔白腻	《福建中医医案医话选》第2辑

十一、枳术汤

【组成】 枳实七枚　白术二两。

【用法】 上二味,以水五升,煮取三升,分温三服,腹中软即当散也。

【功效】 健脾行气利水。

【主治】 心下坚,大如盘,边如旋盘,水饮所作。

【方解】 本证是因脾弱气滞,失于输转,致水气聚结于胃部,故心下坚,如盘如杯,可用枳术汤行气散结,健脾利水湿。

【古代应用】 ① 若心下盘旋,欲吐不吐,由饮癖停留不散枳实汤主之。(《全生指迷方》)

② 枳术丸:治痞消食强胃,久服令人不停也,枳实麸炒黄色合一两,白术一两黄壁土炒过去土,右同为极细末,荷叶裹饭。

【现代应用】 如表13-8。

表13-8 枳术汤现代应用

病　名	症　状	来　源
膀胱结石	小便频数,后癃闭,现在少阴拘急,小便不爽,有时沉淀结石	《福建中医医案医话选》第1辑

十二、防己黄芪汤(引《外台秘要》)

【组成、用法与功效】 见"痉湿暍篇"。

【主治】 治风水,脉浮为在表,其人或头汗出,表无他病,病者但下重,从腰以上为和,腰以下当肿及阴,难以屈伸。

【方解】 赵以德:"头汗者风,腰以下肿者水,甚于风,故表无他病,当治腰下为要。然是汤前条风水在表,此可治风水在下之病何也? 考本草,防己疗风水肿,手足挛急。李东垣亦治腰下及足湿热肿甚。脉浮头汗,虽曰表无他病,然与表同,故可通治。"

黄　疸　篇

黄疸谷疸热胜于湿用茵陈蒿汤,酒疸湿热扰心用栀子大黄汤,女劳疸瘀热夹湿用硝石矾石散。

瘀热内结用大黄硝石汤,湿重于热用茵陈五苓散,瘀热虚结用猪膏发煎,邪在少阳用柴胡汤,邪犯胃逆用小半夏汤,虚黄用小建中汤。

附方:瓜蒂散、麻黄醇酒汤。

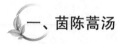

一、茵陈蒿汤

【组成】　茵陈蒿六两　栀子十四枚　大黄二两。

【用法】　上三味,以水一斗,先煮茵陈,减六升,内二味,煮取三升,去滓,分温三服。小便当利,尿如皂角汁状,色正赤,一宿腹减,黄从小便去也。

【功效】　清热利湿退黄。

【主治】　谷疸之为病,寒热不食,食即头眩,心胸不安,久久发黄为谷疸。

【方解】　谷疸的形成,多因病邪外感,饮食内伤,导致脾胃运化失常,湿热内蕴,酿成黄疸。其证"寒热不食",这里的寒热,与一般表证的寒热不同,它是由于湿热交蒸,营卫不和所致。湿热内蕴,脾胃清浊升降失常,所以食欲减退,假如勉强进食,食入不化,反能助湿生热,湿热不能下行,反而上冲,所以食即头眩,心胸不安。这种病情,往往有一个郁蒸过程,所以说"久久发黄为谷疸"。

【古代应用】　① 谷疸者,食毕头眩,心怫郁不安,而发黄,由失饥大食,胃气冲熏所致,治之方(即本方)。(《肘后备急方》)

② 茵陈蒿汤:伤寒七八日,内实瘀热结,身黄如橘,小便不利,腹微胀满,宜下

之方。(《千金方》)

【现代应用】 如表 14-1。

表 14-1 茵陈蒿汤现代应用

病 名	症 状	来 源
① 急性黄疸性肝炎	目黄、尿黄、肤黄、乏力纳差、腹胀、右肋下胀痛,按之加剧	《上海中医药》1959 第 9 期
② 慢性黄疸性肝炎	巩膜、皮肤发黄,溲少色黄,右胁压痛明显,大便秘而溏,脉沉弦,舌苔白腻	《浙江中医杂志》1962 年第 1 期
③ 小儿黄疸	发热或不发热,巩膜肢体黄染如橘色,小便黄赤,食少,便不畅	《广东中医》1960 年第 7 期
④ 胆汁性肝硬化	寒热腹痛,食后胀满,小便短少,黄疸持续,渐进性加深	《上海中医药》1958 年第 4 期

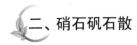

二、硝石矾石散

【组成】 硝石 矾石(烧)等分。

【用法】 上二味,为散,以大麦粥汁和服方寸匕,日三服。病随大小便去,小便正黄,大便正黑,是候也。

【功效】 燥湿祛瘀。

【主治】 黄家日晡所发热,而反恶寒,此为女劳得之;膀胱急,少腹满,身尽黄,额上黑,足下热,因作黑疸,其腹胀如水状,大便必黑,时溏,此女劳之病,非水也。腹满者难治。

【方解】 黄疸病,多属于湿热蕴蒸,郁于阳明之病,故每有日晡发热而不恶寒的见证。此证反于日晡时恶寒,同时又有膀胱急、少腹满、身尽黄、额上黑、足下热等症状,可知是由肾虚有热所导致的女劳疸。如再兼见大便黑、时溏,是女劳疸挟有瘀血之征,乃女劳疸变型病患。所以说"因作黑疸"。此证虽然腹胀如水状,但与水肿病无关,应该用硝石矾石散除湿去瘀。方中用矾石燥湿利水,硝石活血化瘀。如病发展至后期,出现腹满者,是脾肾两败,治疗就很困难了。

【现代应用】 如表 14-2。

表 14-2 硝石矾石散现代应用

病　名	症　状	来　源
急性传染性肝炎	肢体、巩膜黄染,食欲不振,腹胀乏力,右胁疼痛,溲少色黄	《江苏中医》1960 年第 3 期

三、栀子大黄汤

【组成】　栀子四十枚　大黄一两　枳实五枚　豉一升。

【用法】　上四味,以水六升,煮取二升,分温三服。

【功效】　清热除烦。

【主治】　酒黄疸,心中懊侬或热痛。

【方解】　酒黄疸的病机,为湿热蕴于中焦,上蒸于心,故心中懊侬;湿热阻气,气机不利,不通则痛,故心中热痛。治疗用栀子大黄汤清心除烦。方中用栀子、豆豉清心解烦,大黄、枳实除积泻热。但本病除有心中懊侬热痛外,当有身热、烦躁不眠、大便难、小便不利、身黄如橘色等证。

【古代应用】　① 枳实大黄汤(即本方):治伤寒饮酒,食少饮多,瘀结发黄,酒疸心中懊侬而不甚热(谓身不甚热),或干呕。(《千金方》)

② 酒疸者,心中懊痛,足胫满,小便黄,饮酒发赤斑黄黑,由大汗当风入水所致,治之方,即本方。(《肘后备急方》)

③ 栀子大黄汤:治黄疸,热甚脉实者。(《医醇賸义》)

四、桂枝加黄芪汤

【组成、用法】　见"水气篇"。

【功效】　固卫解肌。

【主治】　诸病黄家,但当其小便;假令脉浮,当以汗解之。

【方解】　黄疸的发病原因,多由于湿热内蕴,气化失职,小便不利,导致湿热无从排泄,日久重蒸而成黄疸。因此,治疗黄疸的大法,当以清热化湿、通利小便为主,所以说"诸病黄家,但当别其小便"。但是黄疸初起,发热恶寒,脉浮自汗,病邪尚在表者,仍当发汗解表,所以治疗用桂枝加黄芪汤,调和营卫以解表邪。方中用桂枝汤祛风调和营卫,加黄芪助气行湿,合用为黄疸病的解表之方。

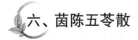

五、猪膏发煎

【组成】 猪膏半斤 乱发如鸡子大三枚。

【用法】 上二味,和膏中煎之,发消药成,分再服,病从小便出。

【功效】 润燥化瘀。

【主治】 诸黄。

【方解】 猪膏发煎方中用猪膏利血脉,解风热,润燥结;乱发消瘀结,能通大便。因此可知本证是由于燥结而兼血瘀所引起的萎黄证。据《千金》《外台》的记载,本证当有少腹急满,大便秘结等证。

【古代应用】 ① 太医校尉史悦家婢黄病,服此胃中燥粪下便差。(《千金方》)

② 疗黄疸者,一身面目悉黄如橘柚,暴得热,外以冷迫之热因留胃中生黄衣,热熏上所致方。猪脂一斤,上一味煎成者,温令热尽服之,日三,燥屎当下,则稍愈止。(《肘后备急方》)

③ 治黄疸耳目悉黄,食欲不消,胃中胀热,此肠间有燥粪,宜服此方,右煎炼猪脂五两,每服扩大半匙,以葱白汤频服之,以通利为度。(《太平圣惠方》)

④ 有服对证药不能效,耳目皆黄,食不消者,是胃中有干粪也。宜饮熬猪脂,量人令稟,或一杯,或半杯,日三次,以燥粪下为度,即愈。(《沈氏尊生》)

【现代应用】 如表14-3。

表14-3 猪膏发煎现代应用

病 名	症 状	来 源
黄疸	腹大如鼓,便干不畅,腹胀不适,面色萎黄	《金匮要略今释·卷五》

六、茵陈五苓散

【组成】 茵陈蒿末十分 五苓散五分(方见"痰饮咳嗽篇")。

【用法】 上二物和,先食饮方寸匕,日三服。

【功效】 清热健脾利湿。

【主治】 黄疸病。

【方解】 茵陈五苓散的作用,主要是清热利湿。方中用茵陈苦寒清热利湿退黄,五苓散淡渗化气利水。因此可知本方主治湿重于热黄疸证。但其证除见黄疸外,当有形寒发热,食欲减退,小便短少不利等证。

【古代应用】 ① 五苓散:治伏暑郁发黄,小便不利,烦渴用茵陈煎汤调下。(《三因极一病证方论》)

② 加减五苓散(五苓去桂,加茵陈):治饮食伏暑郁发黄,烦渴,小便不利。(《严氏济生方》)

③ 茵陈五苓散:治伤寒湿热病感冒后,发为黄疸,小便黄赤,烦渴发热,不得安宁,上用生料五苓散一两,加入茵陈半两,车前子一钱,木通柴胡各一钱半,酒后得证加干葛二钱,灯心五十茎,水一碗,煎八分,连进数服,小便清利为愈。(《证治准绳》)

【现代应用】 如表14-4。

表14-4 茵陈五苓散现代应用

病 名	症 状	来 源
① 黄疸性肝炎	面目全身发黄,溲少发黄,纳差被吐,右肋下胀痛	《上海中医药》1959年第2期
② 晚期血吸虫病肝硬化腹水	巩膜发黄,溲少色深,腹大膨胀似鼓,两肋胀痛	《江苏中医》1959年第9期

七、大黄硝石汤

【组成】 大黄 黄柏 硝石各二两 栀子十五枚。

【用法】 上四味,以水六升,煮取二升,去滓,内硝,更煮取一升,顿服。

【功效】 清热祛瘀通腑。

【主治】 黄疸腹满,小便不利而赤,自汗出,此为表和里实,当下之。

【方解】 黄疸腹满,为热邪传里,里热成实;小便不利而赤,是湿郁化热,膀胱气化不利;自汗出,是表邪已解,里热熏蒸的现象,所以说"此为表和里实"。因为表和无病,里热已成结证,故治疗当用攻下法,通腑泄热,用大黄硝石汤。方中以栀子、黄柏清里泄热,大黄、硝石攻下瘀热。合用具有清热通便,利湿除黄的作用。但本方药力清泄较猛,在运用时应注意证状与脉象,必须是腹部和胁下胀满或疼痛拒按,大便秘结,小便不利,脉象滑数有力者,方为对证。

【古代应用】 ① 治黄病腹胀满,小便不利而赤少(于本方中加冬葵子)。(《太平圣惠方》)

② 大黄硝石汤:治发黄,腹中有结块者。(《方极》)

③ 此方是荡涤瘀热之剂,治疸诸方,无有峻于此者。又云:此本治黄疸之药,余假以治血淋脉数者,常加甘草,或去芒硝。(《方舆輗》)

【现代应用】 如表14-5。

表14-5 大黄硝石汤现代应用

病　名	症　状	来　源
① 急性黄疸性肝昏迷	巩膜肢体皮肤深度黄染,发热烦躁,腹满神昏不醒,大便秘结,舌苔焦黄起芒刺,脉沉迟有力	《杂病治验》
② 重症肝炎	黄疸巩膜皮肤黄染如橘色,神志或昏或躁烦,或发热或吐衄,脉弦数,苔黄	《上海中医药杂志》1980年第3期

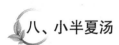

八、小半夏汤

【组成、用法与功效】 方见"痰饮咳嗽篇"。

【主治】 降逆和胃。

黄疸病,小便色不变,欲自利,腹满而喘,不可除热,热除必哕。

【方解】 黄疸病属于实热者,必大便不通,小便不利而色赤;现小便颜色正常,又有泄泻的倾向和虚胀气喘的症状,可知病情属于脾胃虚寒。如误认为实热证而用栀子等以除热,必定会损伤胃气而发生呃逆,此时应用小半夏汤温胃和中以止呃逆,待呃逆停止,然后再治黄疸。

九、小柴胡汤

【组成、用法与功效】　见"呕吐哕下利篇"。

【主治】　诸黄,腹痛而呕者。

【方解】　在黄疸的发病过程中,如见往来寒热,胸胁苦泄,腹痛而呕,病属邪在少阳,治宜和解少阳,方用小柴胡汤。

【现代应用】　如表14-6。

表14-6　小柴胡汤现代应用

病　名	症　状	来　源
慢性肝炎	少阳气机不利,阳明热盛,病经年余,黄疸久久不退,胁痛隐隐,心下痞满,舌干苔黄,纳差,便解不畅,脉弦滑	《岳美中医案集》

十、小建中汤

【组成、用法与功效】　见"血痹虚劳篇"。

【主治】　男子黄,小便自利。

【方解】　黄疸病由湿热内蕴引起,其证多小便不利。今小便自利而黄不去,知非湿热黄疸,而为脾胃气血虚弱的萎黄证。此证不仅男子有,凡妇女经病或产后,或大失血之后,气血虚损,血不能外荣,亦可致此。因为病由脾胃气血不足导致,故用小建中汤,从脾胃着手,开发生化之源,使气血充盈,气色外荣,则萎黄自退。

【现代应用】　如表14-7。

表14-7　小建中汤现代应用

病　名	症　状	来　源
溶血性黄疸	面色萎黄,头昏心悸,乏力懒言,食后腹胀,畏寒,舌苔薄质淡,脉细弱	《中医杂志》1958年第7期
烦躁	心情烦躁不安,神灵无主,辗转床中,不得安眠	《湖北中医医案选集》第1辑

附方 1　瓜蒂汤

【组成、用法与功效】　见"痉湿暍篇"。

【主治】　治诸黄。

【方解】　赵以德："古方多用此治黄,或作散,或吹鼻,取黄水为效。此治水饮郁热在膈上者,何也? 盖瓜蒂吐剂也,内径曰:在上者因而越之。仲景云:湿家身上疼而黄,内药鼻内,是亦邪浅之故也。"

【古代应用】　① 治鼻窒气息不通方,瓜蒂少许,吹入鼻中;亦可绵裹塞鼻中。治鼻中息肉,不闻香臭方,末瓜丁(即瓜蒂)如小豆许,吹入鼻中必消,如此三数度。(《千金方》)

② 黄疸目黄不除,瓜丁散方,瓜丁细末如一大豆许内鼻中,令病人深吸取入鼻中,黄水出差。(《千金翼方》)

③ 删繁疗天行毒热,通贯脏腑,沉鼓骨髓之间,或为黄疸、黑疸、赤疸、白疸、谷疸、马疸等疾,喘息须臾而绝方,瓜蒂二七枚,上一味,以水一升,煮取五合,作一服。(《外台秘要》)

【现代应用】　如表 14-8。

表 14-8　瓜蒂汤现代应用

病　名	症　状	来　源
急性黄疸性肝炎	腹胀食减,厌油、目黄、尿黄,胁下压痛明显	《辽宁医药》1959 年第 3 期

附方 2　麻黄醇酒汤

【组成】　麻黄三两。

【用法】　上一味,以美清酒五升,煮去二升半,顿服尽。冬月用酒,春月用水煮之。

【主治】　黄疸。

【方解】　沈明宗："外感风寒,湿热在表,郁庵成黄,或脉自浮,当以汗解者,用此一味煮酒,使其彻上彻下,行阳开腠而驱荣分之邪,则黄从表解矣。"

惊悸吐衄下血篇

惊悸阳虚痰盛者用桂枝去芍药加蜀漆牡蛎救逆汤,水饮凌心者用半夏麻黄丸。

吐衄气不摄血者用柏叶汤,心火旺盛者用泻心汤,便血脾不摄血用黄土汤,湿热下注用当归赤小豆散。

一、桂枝救逆汤

【组成】 桂枝三两(去皮)　甘草二两(炙)　生姜三两　牡蛎五两(熬)　龙骨四两　大枣十二枚　蜀漆三两(洗去腥)。

【用法】 上为末,以水一斗二升,先煮蜀漆,减二升,内诸药,煮取三升,去滓,温服一升。

【功效】 温阳重镇安神。

【主治】 火邪者。

【方解】 伤寒由于劫汗损伤心阳,神气浮越,故出现惊狂卧起不安等证。方用桂枝汤去芍药之寒,加蜀漆之辛,使邪风火气之从外来者,用辛甘发散而仍从外解;加龙骨、牡蛎者,所以安心神,而收敛浮越之阳气。

【现代应用】 如表 15-1。

表 15－1 桂枝救逆汤现代应用

病 名	症 状	来 源
① 癫狂(精神病)	神志错乱,惊狂不安或歌或笑,面色萎黄,脉虚而弦,舌淡	《杂病治验》
② 惊悸	心神恍惚,头眩心悸易惊善烦,脉虚苔白	《杂病治验》

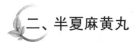

二、半夏麻黄丸

【组成】 半夏 麻黄等分。

【用法】 上二味,末之,炼蜜和丸小豆大,饮服三丸,日三服。

【功效】 温阳消饮。

【主治】 心下悸者。

【方解】 水饮内停,脾失运化上凌于心,心阳被遏故心下悸动。用半夏麻黄丸,取半夏之蠲饮降逆,麻黄以宣发阳气;但阳气不能过发,停水未易速消,故以丸剂小量,缓缓图之。

【古代应用】 ① 半夏麻黄丸:治寒饮停蓄作悸,脉浮紧者。(《张氏医通》)

② 半夏麻黄丸:治喘而呕者。(《方极》)

三、柏叶汤

【组成】 柏叶 干姜各三两 艾三把。

【用法】 上三味,以水五升,取马通汁一升,合煮取一升,分温再服。

【功效】 温中降逆止血。

【主治】 吐血不止者。

【方解】 吐血日久不止,先因阴虚火旺,后致中气虚寒,血不归经所致。治以柏叶汤,取柏叶之清降,折其逆上之势而又能收敛以止血;干姜、艾叶温阳守中,使阳气振奋而能摄血;马通汁性微温,亦善止血,四味合用,共奏温中止血之效。

【古代应用】 ① 治吐血内崩,面色如土方(即本方)。又治上焦热、膈伤吐血、衄血或下血,连日不止欲死(于本方去柏叶,用竹茹、阿胶)。(《千金方》)

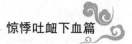

② 柏叶汤：治咳血干呕，烦热腹痛，脉微无力者，又能止衄血。(《类聚方广义》)

【现代应用】 如表15－2。

表15－2　柏叶汤现代应用

病　名	症　状	来　源
① 支气管扩张出血	大咯血不止，色鲜淡红，面无华色，脉细数，舌红苔白	《重庆市中医交流资料汇编》
② 肺结核	咳嗽潮热盗汗，突然大出血不止，面色㿠白，精神衰弱，舌淡	《杂病治验》
③ 胃溃疡	胃脘隐隐疼痛，大便是柏油样，或呕吐大量赤豆汁样血，脉虚数	《杂病治验》
④ 急性血小板减少症	吐血、衄血，或大便出血不止，烦躁渴欲热饮，面色㿠白，四肢厥冷，脉细数	《杂病治验》

四、黄土汤

【组成】　甘草　干地黄　白术　附子(炮)　阿胶　黄芩各三两　灶中黄土半斤。

【用法】　上七味，以水八升，煮取三升，分温三服。

【功效】　温脾摄血。

【主治】　下血，先便后血，此远血也。

【方解】　远血病机，是中气虚寒，不能统摄，而血渗于下。治以黄土汤，温脾摄血。方中黄土即伏龙肝，合白术，附子温中祛寒，以恢复脾脏统血之功；甘草、地黄、阿胶养血止血；黄芩一味作为反佐，制约温燥之品，以防其太过。

【古代应用】　① 伏龙肝汤：治下焦虚寒损，或先见血后便转，此为近血，或利，不利方。伏龙肝五合末，干地黄五两，阿胶、牛膝、甘草、干姜、黄芩、地榆各三两，发灰二合，上九味㕮咀，以水九升，煮取三升，去滓，下胶煮消，下发灰，分为三服。(《千金》)可见治血但取归经，不必究其先后远近耳。(《千金方衍义》)

② 黄土汤：治阴络受伤，血泛内溢，先便后血，及吐血衄血，色瘀呕者，亦主产后下痢。(《张氏医通》)

③ 黄土汤：治吐血下血，久久不止，心下痞，身热恶寒，面青，体瘦，脉弱，舌色刷白，或腹痛下利，或微肿者。又治藏毒痔疾，脓血不止，腹痛濡泻，小便不利，面色萎黄，日渐瘦瘠，或微肿者。(《类聚方广义》)

④ 妇人崩血不止，男子下血久久不愈，面色萎黄，掌中烦热，爪甲青色，脉数胸痛，或见微肿者，得效。(用方经验)

【现代应用】　如表 15-3。

表 15-3　黄土汤现代应用

病　名	症　状	来　源
① 食管静脉曲张出血	呕吐紫红色血不止，面色㿠白，脉细肢冷，舌淡	《上海中医药》1981 年第 12 期
② 胃溃疡	胃脘隐痛，大便出血，血色如柏油样，面色㿠白，脉细弦，舌淡白	《杂病治验》
③ 伤寒肠出血	发热突然下降或热已退，大便忽然下血，如赤豆色，面白肢冷，脉细	《杂病治验》
④ 多囊肾出血	经常小便出血，色鲜红，面色㿠白，唇淡，形寒怕冷，腰酸腿软	《杂病治验》
⑤ 坏死性肠炎	腹痛大便出血，体弱神疲，面色无华，四肢厥冷，舌淡苔白，脉沉细	《云南中医》1981 年第 4 期
⑥ 直肠溃疡	便血量多，色暗质稀且淡，便溏量少，纳差，消瘦，面色㿠白，精神萎靡，乏力	《哈尔滨中医》1960 年第 3 期
⑦ 产后出血	产后出血量多，色暗淡，质稀薄，腹痛绵绵，喜温喜按，四肢乏力，神倦，懒言逆冷，头昏，脉细舌淡	《广西中医药》1980 年第 1 期
⑧ 鼻衄	鼻衄出血不止，色淡质稀，面色㿠白，腹中冷痛，肢冷便溏	《广西中医药》1980 年第 1 期
⑨ 小儿腹泻	便溏色黄，泻时暴注日数十行，食少脘胀，面色萎黄，形瘦乏力	《江西中医药》1960 年第 5 期

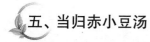

五、当归赤小豆汤

【组成与用法】 见"百合狐惑阴阳毒篇"。

【主治】 下血,先血后便,此近血也。

【方解】 下血,先血后便,是为近血。其证多因湿热蕴于大肠,迫血下行所致。治宜赤小豆当归散,清利湿热,活血化瘀。

【现代应用】 如表15-4。

表15-4 当归赤小豆汤现代应用

病　名	症　状	来　源
便血	病灶在肛门及其附近的便血,血色鲜红	《哈尔滨中医》

六、泻心汤

【组成】 大黄二两　黄连　黄芩一两。

【用法】 上三味,以水三升,煮取一升,顿服之。

【功效】 清心凉血。

【主治】 心气不足,吐血,衄血。

【方解】 心主血脉,心火亢盛,扰乱心神于内;迫血妄行于上,故见心烦不安,吐血,衄血。治以泻心汤,取大黄、黄连、黄芩苦寒清泄,直折其热,使火降则血亦自止。

【古代应用】 ① 治衄血无时,三黄散。大黄一两,黄连、黄芩各半两,上细末,每服二钱,新吸水调下,蜜水亦得。(《本事方》)

② 川芎三黄散:治实热衄血,于本方中加川芎各等分,每服二钱,食后井水调服。(《仁斋直指方》)

③ 犀角地黄汤(于本方加犀角、地黄):治热甚、血积胸中。(《拔萃方》)

④ 衄血用诸药无效者,用三黄泻心汤加荆芥二钱,有奇效。(《先哲医话》)

⑤ 经血错出于口鼻,称为逆经。先哲说云,此火载血而上也,然龚云林有治

验,用四物汤以大黄代生地黄加童便,载万病回春,甚有理。(《芳翁医谈》)

【现代应用】 如表15-5。

表15-5 泻心汤现代应用

病　名	症　状	来　源
① 肺结核	咳嗽潮热盗汗,咳血鲜红或夹血块,心烦便秘,脉细数,舌红苔少	《杂病治验》
② 流行性出血热	发热,面红目赤,口鼻或大便出血,脉数苔黄	《杂病治验》
③ 呕、吐血	上腹胀满刺痛,吐血鲜红,夹有血块,量多,口干便秘,脉数苔黄	福建中医学院《临床心得医案选》
④ 胃窦炎伴幽门痉挛	便后紫黑,如柏油样质稠厚或呕血,胃中灼热,口渴,脉滑数,苔黄质红	《医学情况交流》第6期

呕吐哕下利篇

呕吐胃寒肝逆用吴茱萸汤,胃虚肠燥用大半夏汤,胃热肠寒用半夏泻心汤,胃寒肠热用黄芩加半夏生姜汤,邪在少阳用小柴胡汤,肠胃实热用大黄甘草汤,阴盛阳脱用四逆汤,饮停脾虚用猪苓散,饮停膀胱不利用茯苓泽泻汤,胃中停饮用小半夏汤、干姜半夏散,生姜半夏汤。胃虚寒哕用橘皮汤,胃虚热哕用橘皮竹茹汤。

下利虚寒亡阳用通脉四逆汤,虚寒滑脱用桃花汤,湿热蕴肠用白头翁汤,热结阳明用小承气汤,气虚用诃黎勒散,下利虚烦用栀子豉汤。

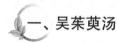

一、吴茱萸汤

【组成】 吴茱萸一升　人参三两　生姜六两　大枣十二枚。

【用法】 上四味,以水五升,煮取三升,温服七合,日三服。

【功效】 温胃降逆平肝。

【主治】 ① 呕而胸满者。

② 干呕,吐涎沫,头痛者。

【方解】 胃阳不足,寒饮内停,胃气上逆,因而发生干呕、胸满的症状,故用吴茱萸汤。方以吴茱萸、生姜散寒降逆,人参、大枣补中益气。本方的主要作用为补虚、散寒、降逆。胃虚停饮,若夹肝气,肝气循经脉犯胃上冲,因而发生干呕、头痛、吐洗涎,亦用本方散寒化饮,降逆止呕。

【古代应用】 ① 治人食毕噫醋,及醋心。(《肘后备急方》)

② 茱萸人参汤(即本方):治气呕胸满不纳食,呕吐涎沫,头疼。(《三因极一病

证方论》)。

【现代应用】 如表 16-1。

表 16-1 吴茱萸汤现代应用

病 名	症 状	来 源
① 血管性头痛	头痛剧烈以巅为著,呕心吐黏液肢冷目眩	《徐州医药》1979 年第 4 期
② 神经性呕吐	食后即吐清水夹有食物,纳谷不香,肢冷乏力,舌苔白,脉沉细濡	《新中医》1978 年第 1 期
③ 偏头痛	头痛常作,发时剧烈,恶心甚则呕吐清涎、目胀时痛	《福建中医药》1944 年第 5 期
④ 急性胃肠炎（呕吐）	呕吐剧烈,手足厥冷,烦躁,脉象弦细	《福建中医药》1966 年第 5 期
⑤ 干呕吐涎沫头痛	干呕,吐涎沫,或头痛吐涎沫	《广东中医》1958 年第 6 期
⑥ 眼病	目肿目痛,头痛,或生云翳,凡属肝逆肝寒者	《广东中医》1958 年第 6 期
⑦ 呕吐	患者呕吐已经 3 年,经胃肠造影诊断为瀑布状胃	《浙江医药》1960 年第 5 期

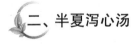

二、半夏泻心汤

【组成】 半夏半升(洗) 黄芩三两 干姜三两 人参三两 黄连一两 大枣十二枚 甘草三两(炙)。

【用法】 上七味,以水一斗,煮取六升,去滓,再煮三升,温服一升,日三服。

【功效】 苦辛通降(清热散寒)。

【主治】 呕而肠鸣,心下痞者。

【方解】 病邪乘虚内陷,寒热互结于胃,中焦痞塞,故心下痞;上下升降失常,胃气上逆则呕,脾失健运则肠鸣。治以半夏泻心汤苦降辛开,调中和胃。方中芩、连以清热,半夏、干姜以降逆止呕,人参、甘草、大枣以养中气。

【古代应用】 删繁半夏泻心汤(即本方去大枣,加桂心二两):疗上焦虚寒,肠鸣下利,心下痞坚。(《外台秘要》)

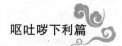

【现代应用】 如表 16－2。

表 16－2 半夏泻心汤现代应用

病 名	症 状	来 源
① 十二指肠球部溃疡	胃脘闷痛且胀喜温而喜按，口苦咽干，食减恶心	福建省《医药卫生》1974 年第 3 期
② 食物中毒	胃脘痞满不适，突然恶心呕吐，肠鸣腹痛泄泻，黄色稀水，畏寒肢冷，口渴食减	湖北省《医学资料汇编》
③ 慢性肝炎	脘腹胀满，痞闷不舒，纳谷乏味，肠鸣恶心便溏，嗳气不得止	《岳美中论医集》
④ 妊娠恶阻	妊娠恶闻香臭，食入则吐，呕吐酸苦水，脘腹痞满，甚则作胀，肢冷口渴	《孙洁铭经验集》
⑤ 腹泻	心下痞满，腹中雷鸣下利，或呕或渴，舌苔薄黄或腻黄	《广东中医》1959 年第 6 期
⑥ 慢性痢疾	脘腹胀闷，呕吐或呃逆，腹痛下利里急后重	《天津医药》1976 年第 5 期
⑦ 术后呕吐	外科、眼科手术后呕吐不止	《浙医药学》1979 年第 6 期
⑧ 口腔黏膜溃疡	溃疡部呈灰白色，舌质偏红者	《浙江中医》1980 年第 11 期
⑨ 胃脘痛	治疗胃溃疡 20 例，胃炎 19 例，萎缩性胃炎 10 例，综合性胃病 21 例	《湖北中医》1981 年第 3 期
⑩ 梅核气	咽中如有物阻塞，心下痞满者	《浙江中医学报》1981 年第 5 期
⑪ 口干多饮证	口干多饮，饮不解渴舌苔腻黄	《浙江中医学报》1981 年第 5 期

三、黄芩加半夏生姜汤

【组成】 黄芩三两　甘草二两（炙）　芍药二两　半夏半升　生姜三两　大枣十二枚。

【用法】 上六味，以水一斗，煮取三升，去滓，温服一升，日再夜一服。

【功效】 温胃清肠。

【主治】 干呕而利者。

【方解】 邪热内陷,下迫于肠则利,上逆于胃,胃不和则干呕。治以黄芩汤清热和中,加半夏生姜汤降逆止呕。

四、小半夏汤

【组成、用法与功效】 见"痰饮咳嗽篇"。

【主治】 诸呕吐,谷不得下者。

【方解】 呕吐,谷不得下,可知呕吐颇剧,是由胃中停饮所致,故用小半夏化饮止呕。胃有停饮,每易引起呕吐,小半夏汤对此功效颇著。

【现代应用】 如表16-3。

表 16-3 小半夏汤现代应用

病 名	症 状	来 源
胆汁性呕吐	术后 3 日引起胆汁性呕吐,持续 70 日不能进食,呕吐大量苦水(胆汁)腹中痞满不适	《上海中医药杂志》1979 年第 4 期

五、猪苓散

【组成】 猪苓　茯苓　白术各等分。

【用法】 上三味,杵为散,饮服方寸匕,日三服。

【功效】 健脾利水。

【主治】 呕吐而病在膈上,后思水者,解,急与之。思水者。

【方解】 病因停饮而引起呕吐,呕吐后思水,是饮去阳复的现象,所以说:"思水者,解";此时应少少与饮,令胃气和则愈(《伤寒论·太阳篇》)。如因思水而尽量与饮,势必因胃弱不能消水,就有旧饮方去、新饮复停的可能,治用猪苓散。方中用白术健脾,猪苓、茯苓利水。

【古代应用】 ① 猪苓散:治呕而膈上寒。(《千金方》)

② 时气病,若得病无热,但狂言烦躁不安,精神言语与人不相当者,勿以火迫,但以猪苓散一方寸匕以上,饮之,以一升若升半水,可至二升益佳,当以新汲井水强

令饮之,以指刺喉中吐之,随乎愈。(《外台秘要》)

③ 黄疸病及狐惑病,并猪苓散主之。(《本草图经》)

【现代应用】 如表 16 - 4。

表 16 - 4 猪苓散现代应用

病　名	症　状	来　源
腹痛	腹痛剧烈,腹胀如鼓便秘大渴,水饮量多入之即吐,病延数月不解	《湖南中医医案选辑》第1集

六、四逆汤

【组成】 附子(生用)一枚　干姜一两半　甘草二两(炙)。

【用法】 上三味,以水三升,煮取一升二合,去滓,分温再服。强人可大附子一枚,干姜三两。

【功效】 回阳救逆。

【主治】 呕吐而脉弱,小便复利,身有微热,见厥者,难治。

【方解】 呕而脉弱,是胃气上逆;中气弱小便复利是肾虚不摄;阴寒内盛,故四肢不温;格阳于外,故身有微热。治宜四逆汤急救回阳。方中用干姜、甘草温中散寒;附子回阳救逆。由于病势危急,所以说"难治"。

【古代应用】 ① 少阴病,脉沉者,急温之,以四逆汤。(《伤寒论》)

② 病发热头痛,脉反沉,若不差,身体疼痛,当救其里,四逆汤主之。(《伤寒论》)

③ 治寒厥,或表热里寒,下利清谷,食入即吐,或干呕,或大汗大吐大下之后,四肢冰冷,五内拘急,身体疼痛不渴,脉沉伏。(《三因极一病证方论》)

【现代应用】 如表 16 - 5。

表 16 - 5 四逆汤现代应用

病　名	症　状	来　源
① 吐泻	呕吐频频,下利清谷手足厥冷,甚则神识模糊,脉微欲绝,苔白质淡	《福建中医医案医话选编》第1辑

病　名	症　状	来　源
②　高血压	面容憔悴,精神萎靡,口干热饮,身着棉衣,大汗淋漓,四肢逆冷,血压 180/110 毫米汞柱	《广西中医药》1980 年第 1 期
③　慢性肾炎（水肿）	身肿下肢为甚,按之凹陷,小便量少,四肢厥逆,脉沉弱,舌尖嫩红,舌苔白滑,质淡	《广西中医药》1980 年第 1 期
④　麻疹逆证	麻疹初见,疹点不透略现灰色,四肢逆冷,面色㿠白	《江苏中医》1966 年第 2 期
⑤　小儿腹泻	腹泻日久不愈,形体消瘦或四肢厥冷	《浙江中医》1964 年第 8 期
⑥　休克	四肢厥逆多汗,面色㿠白,形体虚脱,脉细弱,苔白舌淡	《广西中医药》1980 年第 1 期
⑦　真寒假热证	发热,口不渴,烦躁而喘,口鼻气冷,脉沉细,舌淡苔黑(附片 90 克,干姜 25 克,肉桂、甘草各 10 克)	《云南中医》1980 年第 4 期
⑧　心绞痛	胸闷气短,肢冷畏寒,心前区阵发性刺痛下肢轻度浮肿	《陕西中医》1981 年第 3 期

七、小柴胡汤

【组成】　柴胡半斤　黄芩三两　人参三两　甘草三两　半夏半斤　生姜三两　大枣十二枚。

【用法】　上七味,以水一斗二升,煮取六升,去滓,再煎取三升,温服一升,日三服。

【功效】　和解少阳。

【主治】　呕而发热者。

【方解】　本证呕而发热,是邪在少阳;但其证应为心烦善呕,热应为往来寒热。仲景《伤寒论》云:"柴胡证但见一证便是,不必悉具。"故本节举呕与发热,说明病在少阳,所以用小柴胡汤以和解其枢机。

【古代应用】　伤寒五六日中风,往来寒热,胸胁苦满,嘿嘿不欲饮食,心烦喜呕,或胸中烦而不呕,或渴,或腹中痛,或胁下痞硬,或心下悸,小便不利,或不渴,身

有微热,或咳者,小柴胡汤主之。(《伤寒论》)

【现代应用】 如表16-6。

表16-6 小柴胡汤现代应用

病　名	症　状	来　源
① 便秘	大便难解数日一行努挣难下,发热口渴且苦,呕吐腹痛及两胁,腹软	《湖北中医医案选集》第1辑
② 潮热证	潮热或有体温或自觉手足心烦热,或高热	《广东中医》1958年第3期
③ 间日疟三日疟	先寒后热汗出而解或呕吐,或头痛,或胸胁苦满	《中医杂志》1959年第4期
④ 定时呕吐	半夜一时,和晚七时(肝侮胃及心,用小筋胡合吴萸汤治愈一例)呕吐	《浙江中医》1980年第5期
⑤ 前庭神经炎	伴前驱证感冒者12例,腮腺炎4例,胃肠感染7例	《浙江中医》1980年第5期

八、大半夏汤

【组成】 半夏二升(洗完用) 人参三两 白蜜一升。

【用法】 上三味,以水一斗二升,和蜜扬之二百四十遍,煮药,取二升半,温服一升,余分再服。

【功效】 补虚降逆润肠。

【主治】 胃反呕吐者。

【方解】 病因久病脾胃虚寒,胃气上逆,故朝食暮吐,暮食朝吐,所以用大半夏汤和胃补虚,降逆润燥,方中重用半夏化饮降逆,人参、白蜜补虚润燥,共奏和胃止呕之效。

【古代应用】 ① 治膈间痰饮。(《肘后附方》)

② 治胃反不受食,食已即呕吐方(于本方加白术一升,生姜二两)。(《千金方》)

③ 治反胃支饮,即本方,水用泉水。(《外台秘要》)

④ 治心气不行,郁生痰涎,聚结不散,心下痞硬,肠中沥沥有声。(《三因极一病证方论》)

【现代应用】 如表 16 - 7。

表 16 - 7 大半夏汤现代应用

病　名	症　状	来　源
① 呕吐	脘腹不适,食后半小时许即吐清涎,或食物残滓,纳少,便数日一行,偶有不畅,肢冷乏力	《湖南医学杂志》1979 年第 1 期
② 不完全性幽门梗阻	胃脘胀甚,进食后呕吐,神疲乏力,面色萎黄,纳谷少,便秘	《临证偶拾张羹梅医案》

九、大黄甘草汤

【组成】 大黄四两　甘草一两。

【用法】 上二味,以水三升,煮取一升,分温再服。

【功效】 清胃通腑。

【主治】 食已即吐者。

【方解】 胃肠为阳明之腑,以通降为顺。实热内壅,腑气不通,大肠传导失职,则大便秘结;胃失和降,故上逆呕吐。因内有实热,火性急迫上冲,故食已即吐。故用大黄甘草汤泻实清热,大便通,胃气降,则呕吐止。方中大黄荡涤肠胃,推陈出新,以甘草缓之,使之攻下降火而不伤胃。

【古代应用】 ① 治胃反不受食,食毕辄出。(《肘后备急方》)

② 主脾气实,其人口中淡甘,卧愦愦,痛无常处,及呕吐反胃方,大黄六两,上一味,以水六升,煮取一升,分再服。又主食即吐,并大便不通者,加甘草二两,煮取,二升半分三服。(《千金翼方》)

③ 疗胃反吐水及吐食。(《外台秘要》引《必效方》)

【现代应用】 如表 16 - 8。

表 16 - 8 大黄甘草汤现代应用

病　名	症　状	来　源
① 呕吐不乳	腹部胀满,大便不通,不吮乳,呕吐面赤,啼哭不休,烦躁不安,指纹紫暗	《浙江中医药》1979 年第 1 期

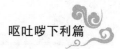

续　表

病　名	症　状	来　源
② 胎黄	婴儿周身尽黄,色泽鲜明不欲吮乳,溲黄便秘	《浙江中医药》1979 年第 11 期
③ 新生儿肺炎	身热咳嗽,呼吸急促,鼻翼煽动,腹胀不欲吮乳,大便干结,溲少色黄	《浙江中医药》1979 年第 11 期
④ 新生儿诸证	不乳,便秘,胎黄,鹅口疮,脐部感染肺炎	《浙江中医》1979 年第 12 期

十、茯苓泽泻汤

【组成】　茯苓半斤　泽泻四两　甘草二两　桂枝二两　白术三两　生姜四两。

【用法】　上六味,以水一斗,煮取三升,内泽泻,再煮取二升半,温服八合,日三服。

【功效】　健脾和胃,化气利水。

【主治】　胃反,吐而渴欲水者。

【方解】　本证是因胃有停水而呕吐,同时又因停水妨碍脾气运输,津液不能上承,故渴欲饮水,如此则停水愈多,呕吐愈甚,渴则终不能止。治法应利水止呕,水去呕止,不治渴则渴自愈。治用白术、茯苓、泽泻健脾利水,桂枝、生姜、甘草和胃降逆。

【古代应用】　① 治消渴胃反,而呕食者(以本方加小麦三升)。(《千金方》)

② 茯苓汤(即本方):主胃反吐而渴者。(《千金翼方》)

③ 治霍乱吐利后,烦渴欲饮水。(《三因极一病证方论》)

【现代应用】　如表 16-9。

表 16-9　茯苓泽泻汤现代应用

病　名	症　状	来　源
呕吐	呕吐清水,吐后即满,脘腹不适,苔白腻,脉濡软	《金匮今释六卷》

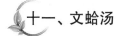十一、文蛤汤

【组成】　文蛤五两　麻黄三两　甘草三两　生姜三两　石膏五两　杏仁五十枚　大枣十二枚。

【用法】　上七味，以水六升，煮取二升，温服一升，汗出即愈。

【功效】　清热解表。

【主治】　① 吐后渴欲得水而贪饮者。

② 兼主微风，脉紧，头痛。

【方解】　李文："文蛤汤，即大青龙汤去桂枝，乃发汗之剂，使水饮从毛窍中泄去，以散水饮于外。《经》云：'开鬼门，洁净府'，此一方两得之，以内有麻黄生姜等解表药，故兼主微风，脉紧，头痛。"

十二、半夏干姜散

【组成】　半夏　干姜等分。

【用法】　上二味，杵为散，取方寸匕，浆水一升半，煮取七合，顿服之。

【功效】　温胃重于散饮。

【主治】　干呕、吐逆、吐涎沫。

【方解】　干呕，吐出水液白沫，是中阳不足津液不化而为沫，随胃气上逆所致，治用半夏干姜散寒温中止呕。以浆水煮散，可加强调中开胃止呕的功效。"顿服"，使药力集中而峻猛，以速取温化降逆止呕之效。

【古代应用】　① 哕不止，半夏洗干末之，服一匕，则立止。（《肘后备急方》）

② 治悬痈垂下，暴肿不食方。（《千金翼方》）

③ 干姜散：治悬壅热，卒暴肿大，干姜半夏洗去泥，等分，上为末，以少许着舌上，咽津。（《三因极一病证方论》）

④ 治冷痰饮胸膈气满，吐逆不思饮食方。半夏二两，干姜丁香各一两，为末，以生姜粥，饮调下一钱。（《太平圣惠方》）

十三、生姜半夏汤

【组成】 半夏半升　生姜汁一升。

【用法】 上二味,以水三升,煮半夏取二升,内生姜汁,煮取一升半,小冷,分四服,日三夜一服,止,停后服。

【功效】 散饮温胃。

【主治】 病人胸中似喘不喘,似呕不呕,似哕不哕,彻心中愦愦然无奈者,生姜半夏汤主之。

【方解】 病由正气与寒饮相搏击,因而发生似喘不喘,似呕不呕,似哕不哕,病人自觉胸中有无可奈何之感。故用生姜半夏汤辛散水饮,以舒展胸中的阳气。

【古代应用】 ① 必效疗脚气方:小半夏三两,净削去皮,生姜汁三升,上二味,水五升,煮取二升,去滓,空腹一服尽,每日一剂,三剂必好。此方梁公家出,方治有本直异神效。(《外台秘要》)

② 文仲疗脚气入心,闷绝欲死者,半夏三两洗切,生姜汁一升半,上二味,内半夏煮取一升八合,分四服极效。(《外台秘要》)

③ 治伤寒呕吐欲死,生姜半夏汤,半夏一两,生姜三两,水三升半,煎一升,去滓,温分四服。(《伤寒总病论》)

④ 治胸膈壅滞,去痰开胃,半夏净洗焙干,搏罗为末,以生姜自然汁和为饼子,用湿纸裹,于慢火中煨令香,熟水两盏,用饼子一块如弹子大,入盐半钱,煮取一盏,温服。能去胸膈壅逆,大吐痰毒,及治酒食所伤,其功极验。(《斗门方》)

⑤ 治久积冷不下食,呕吐不止,寒在胃中,半夏五两,洗过为末,每服二钱,白面一两,以水和捏切作棋子,水煮面熟为度,用生姜醋调和服之。(《简要济众方》)

⑥ 治风痰上攻,头旋眼花,痰壅作嗽,面目浮肿。(《扁鹊心书》)

⑦ 半复丸:治心痛,亦能治哮喘,半夏研碎末,香油炒,上为末,用生姜汁浸炊饼丸如桐子大,每服二十丸,姜汤下。(《济阴纲目》)

⑧ 治胎惊涎盛不乳,以本方为丸。(《幼幼新书》)

⑨ 半夏丸(即本方为丸):治吐血下血,崩漏带下,喘息痰呕,中满虚肿。(《仁斋直指方》)

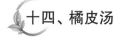 **十四、橘皮汤**

【组成】 橘皮四两　生姜半斤。

【用法】 上二味,以水七升,煮取三升,温服一升,下咽即愈。

【功效】 温胃降逆。

【主治】 干呕,哕,若手足厥者。

【方解】 寒邪阻遏,胃失和降而气逆于上,所以干呕呃逆;中阳被寒气所遏,不能达于四末,所以手足厥寒,故治以橘皮汤通阳和胃。方用橘皮理气和胃,生姜降逆散寒,使寒邪解散,阳气宣通,胃气得降,则呕哕厥逆自愈。

【古代应用】 ① 治卒呕哕又厥逆方。(《肘后备急方》)

② 范汪半夏汤(于本方中加半夏):病痰饮者,当以温药和之,疗心腹虚冷,游痰气上,胸胁满不可食,呕逆,胸中冷。(《外台秘要》)

③ 深师疗伤寒呕哕胸满,昼烦不安,大橘皮汤(即本方加甘草人参)。(《外台秘要》)

④ 治经年气嗽,橘皮,神曲,生姜,焙开等分为末,蒸饭和丸梧子大,每服三十丸,食后夜卧各一服,有人患此服之,兼旧患膀胱气皆愈也。(《寇氏衍义》)

⑤ 治男女伤寒,并一切杂病吐哕,手足逆冷者,用橘皮四两,生姜一两,水两升煎一升,缓缓呷之,即止。(《本草纲目》)

⑥ 冻死,人已救活,宜用此药一两服,生姜一两和皮捣碎,陈橘皮不去白一两,捣碎,水三盏,煎至一盏半,温服。(《傅信适用方》)

⑦ 橘姜丸:治久患气嗽圣药,陈皮生姜各二两,同捣焙干为丸,如梧桐子大,每服三五十丸,食后卧时来饭送下。(《济阴纲目》)

⑧ 指迷橘皮甘草汤:加甘草,治若身大热,背微恶寒,心中烦闷,时时欲呕,渴不能饮,头昏目痛,恶见日光,遇凉稍清,起居如故。(《十便良方》)

【现代应用】 如表 16 - 10。

表 16 - 10　橘皮汤现代应用

病　名	症　状	来　源
呃逆	暑月霍乱,吐泻之后干呕不止,呃逆不休,手致皮厥	《金匮今释·卷六》

十五、橘皮竹茹汤

【组成】 橘皮二斤　竹茹二斤　人参一两　甘草五两　生姜半斤　大枣三十枚。

【用法】 上六味,以水一斗,煮取三升,温服一升,日三服。

【功效】 清胃降逆。

【主治】 哕逆者。

【方解】 胃虚有热,气逆上冲所引起的呃逆,当治以橘皮竹茹汤清热补虚,降逆和胃。方中橘皮、生姜理气和胃降逆;竹茹清胃热;人参、甘草、大枣补虚;上药配合,虚热可除,胃气得降,则哕逆自愈。

【古代应用】 ① 竹茹汤(即本方去大枣人参,加半夏、紫苏):主哕方。(《千金翼方》)

② 深师大橘皮汤(于本方去竹茹、大枣):疗伤寒呕哕,胸满虚烦不安。(《外台秘要》)

③ 治动气在下,不可发汗,发之反无汗,心中大烦,骨节疼痛,发运恶寒,食则反呕,谷不得入,宜服橘皮汤(即本方)。(《活人书》)

④ 治胃热多渴,呕哕不食(于本方去大枣,加茯苓、枇杷叶、麦冬、半夏)。(《三因极一病证方论》)

⑤ 橘皮竹茹汤(即本方):治吐利后,胃虚膈热,哕逆。亦治久病虚羸,呃逆不止。(《医林纂要》)

⑥ 人参竹茹汤(于本方去大枣,加半夏):治一切呃逆,及治伤寒中暑等证。(《卫生家宝》)

⑦ 橘皮汤(即本方):治中暑痰逆恶寒。(《活人事证方后集》)

⑧ 橘皮汤(于本方去参、姜、枣,加半夏、茯苓、黄连、葛根):治胃中壅热而哕呕者。(《伤寒蕴要》)

⑨ 人参橘皮竹茹汤(于本方去大枣,加厚朴、半夏、藿香):治胃虚呃逆。(《伤寒大白》)

⑩ 治小儿呗乳及百日咳(本方加半夏)极有效。(《类聚方广义》)

【现代应用】 如表16-11。

表 16‐11　橘皮竹茹汤现代应用

病　名	症　状	来　源
① 霍乱后呃呃不止	上吐下泄后,呕吐呃逆不止,精神衰弱,舌红苔白,口渴思食	《杂病治验》
② 痢疾后呃逆	下利红白,里急后重,精神萎靡,呃逆不已,脉微数舌微红	《杂病治验》
③ 神经性呃逆	病者久呃不已,除吃饭睡觉外经常呃逆,时重时轻口干舌燥	《杂病治验》

十六、大承气汤

【组成、用法与功效】　见"痉湿暍篇"。

【主治】　① 下利脉反滑者,当有所去,下之乃愈。

② 下利已差,至其年月日时复发者,以病不尽故也,当下之。

【方解】　下利多耗气伤阴,脉当细弱,而今反见滑脉,脉滑主实,为食积内滞,故用大承气汤泻下积滞。下利后到一定的年月发病,这是肠中积滞未尽,故遇到外感或饮食诱发,复出现下利的症状,治疗当用大承气汤攻下积滞,则病自愈。

【现代应用】　如表 16‐12。

表 16‐12　大承气汤现代应用

病　名	症　状	来　源
① 腹痛泻利	腹满腹痛拒按,大便下利稀水,夹有秽浊粪便,脉沉,苔黄燥	《江苏中医》1960 年第7 期
② 休息痢	休息痢,常因饮食而发病,腹痛里急后重,大便红白黏冻,脉数,苔黄垢黄	《杂病治验》
③ 热性病少阴热证	脉细而弦,舌苔白厚,泻下多水,色青而秽,一日十余次,心下满,腹胀如鼓,按之疼痛,呕吐水	《天津医药》1979 年第8 期

十七、小承气汤

【组成】　大黄四两　厚朴二两(炙)　枳实大者三枚(炙)。

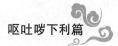

【用法】 上三味,以水四升,煮取一升二合,去滓,分温二服,得利则止。

【功效】 泻热导滞。

【主治】 下利谵语者,有燥屎也。

【方解】 下利谵语,是有燥屎,然由燥屎所致的,必兼有潮热和脉来滑数。尤在泾:谵语者,胃实之证,为有燥屎也,故用小承气以通便泄热,则谵语自除。

【现代应用】 如表16-13。

表16-13 小承气汤现代应用

病　名	症　状	来　源
① 胃结石症	胃脘疼痛剧烈阵作,按之较剧有块,质硬边钝,活动度小,呕吐纳减	《医学资料选编》1974年第5期
② 热结旁流	高热,烦渴,谵语,腹胀满,大便先下利稀水,后则稀水旁流湿透衣被,脉数,苔黄燥	《杂病治验》
③ 蛔虫性肠梗阻	腹中剧痛,呕吐蛔虫,大便不通	《广东中医》1962年第2期
④ 胃扭转	证属少阴病兼阳明腑实之胃扭转(中角型胃,扭转180度)	《中医杂志》1980年第1期

十八、桃花汤

【组成】 赤石脂一升(一半剉,一半筛末)　干姜一两　粳米一升。

【用法】 上三味,以水七升,煮米令熟,去滓,温服七合,内赤石脂方寸匕,日三服;若一服愈,余勿服。

【功效】 温中涩肠。

【主治】 下利便脓血者。

【方解】 久利而致虚寒滑脱,其所下脓血,色必暗而不鲜,其脉必微细而弱。此外,应有舌苔淡白、精神不振、四肢疲乏、腹部喜温喜按等一系列虚寒现象,故可用桃花汤温中涩肠以固脱。方用赤石脂固脱,干姜温中,粳米补虚,佐赤石脂、干姜以厚肠胃。

【古代应用】 ① 赤石脂汤(于本方去粳米,加附子):疗伤寒苦下脓血者。

（《肘后备急方》）

② 桃花丸：治下利脐下搅痛，用干姜赤石脂各十两，上二味，蜜丸，如豌豆大，服十丸，日三服，加至二十丸。（《千金要方》）

③ 大桃花汤（于本方去粳米，加当归、龙骨、牡蛎、附子、白术、人参、甘草、芍药）：治冷白滞利腹痛。（《千金要方》）

④ 文仲治疗久下痢，脓血方（于本方中加乌梅）。（《外台秘要》）

⑤ 崔氏疗伤寒后，赤白滞下无数，阮氏桃花汤方。用赤石脂八两，粳米一斤，干姜四两，上三味，以水一斗，煮米熟汤成，去滓，服一升，不差复作，热多则滞赤，冷多则滞白。（《外台秘要》）

【现代应用】 如表 16-14。

表 16-14 桃花汤现代应用

病　名	症　状	来　源
① 小儿腹泻	腹泻日久不愈，面黄形瘦，肢冷脉细，下利稀水，或夹有完谷不化	《杂病治验》
② 下痢	下痢经久不止，排便难以控制，粪便色紫质稀，腹痛绵绵，面色㿠白，神倦纳呆，苔薄质淡，脉沉细	《哈尔滨中医》1965 年第 2 期
③ 经漏	来经紫暗淋漓不净，舌红苔薄，脉细无力	《江西医药》1964 年第 4 期
④ 慢性阿米巴痢疾	久痢下血便，面黄体瘦，精疲力倦，脉细而沉	《新中医》1959 年第 4 期

十九、白头翁汤

【组成】 白头翁二两　黄连　黄柏　秦皮各三两。

【用法】 上四味，以水七升，煮取二升，去滓，温服一升，不愈，更服。

【功效】 清热燥湿。

【主治】 热利下重者。

【方解】 热利而见里急后重，是湿热交结迫于大肠所致。因邪热腐灼血络，故当见便脓血。治以白头翁汤，清热凉血燥湿以止痢。方中以白头翁清热凉血为主，辅以秦皮渴热而涩大肠，黄连、黄柏清热燥湿，坚阴厚肠以止痢。

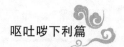

【古代应用】 范汪疗伤寒,腹中微痛不止,下利,秦皮汤(即本方去黄柏,加阿胶)。(《外台秘要》)

【现代应用】 如表16-15。

表 16-15 白头翁汤现代应用

病　名	症　状	来　源
① 阿米巴痢疾	下痢赤白黏冻,或果浆色粪便,反复发作,腹痛里急后重	《新中医药》1956 年第 10 期
② 尿潴留	小腹苦满,小便点滴而下,外阴灼热疼痛,尿道口作痒	《新医药资料》1976 年第 3 期
③ 肝硬化(单腹胀)	腹觉热,下痢黏液不爽,肛门灼热,小便黄少	《江苏中医》1957 年第 5 期
④ 菌痢	发热腹泻,便解量少,红白相兼,日行数十次,腹痛里急后重,食减口渴不欲多饮	《浙江中医》1957 年第 6 期
⑤ 便脓血	病延 15 年,肛门常流脓血	《江苏中医》1960 年第 5 期
⑥ 慢性阿米巴痢疾	患阿米巴痢疾已经 15 年,由本方煎汤保留灌肠而治愈	《新中医》1974 年第 4 期
⑦ 慢性肠道疾患	用本方煎剂保留灌肠治疗两例顽固性肠道疾病	《浙江中医》1978 年第 4 期
⑧ 肝脓疡	由阿米巴原虫引起肝部脓疡,发热胁痛	《广东中医》1962 年第 12 期
⑨ 小肠炎	发热泻水,泻血后泻脓血便	《广东中医》1963 年第 3 期

二十、栀子豉汤

【组成】 栀子十四枚　香豉四合(绵裹)。

【用法】 上二味,以水四升,先煮栀子,得二升半,内豉,煮取一升半,去滓,分三服,温进二服,得痰则止。

【功效】 清热除烦。

【主治】 下利后更烦,按之心下濡者,为虚烦也。

【方解】 下利后余邪未尽,邪热郁于胸膈而扰心,故"更烦";因内无实邪结聚,故心下按之柔软而不坚。只因郁热扰心,而并非实邪所致,故谓之虚烦。治以栀子豉汤透邪泻热,解郁除烦。方中栀子清心除烦,豆豉宣泄胸中郁热,二药配合,余热得除虚烦自解。

二十一、通脉四逆汤

【组成】 附子大者一枚(生用) 干姜三两(强人可四两) 甘草二两(炙)。

【用法】 上三味,以水四升煮取一升二合,去滓,分温再服。

【功效】 通阳救逆。

【主治】 下利清谷,里寒外热,汗出而厥者。

【方解】 下利清谷而见"里寒外热",是阴盛格阳的现象。里寒是疾病的本质,外热是疾病的现象,即所谓真寒假热之证。更见"汗出而厥"者,是阴从利而下竭,阳从汗而外脱,阴阳气不相顺接,故四肢厥逆,病极危重,当急以通脉四逆汤回阳救逆。本方即四逆汤倍干姜,其温经回阳之力较四逆汤更强。

【现代应用】 如表 16－16。

表 16－16　通脉四逆汤现代应用

病　名	症　状	来　源
霍乱	吐泻不已,脉伏肢冷,目陷内削,汗出如雨,面色㿠白,神倦目闭	《丁甘仁医案》

二十二、诃黎勒散

【组成】 诃黎勒十枚(煨)。

【用法】 上一味,为散,粥饮和,顿服。

【功效】 温涩固脱。

【主治】 气利。

【方解】 病人泄利,大便随矢气而排出,是气虚不固所致。治以诃黎勒散,温涩固脱。诃黎勒即诃子,功能敛肺涩肠,止利固脱,可治久泻久利以致下利滑脱不禁之证。粥饮和服,取其益肠胃,建中气的作用。

【古代应用】 ① 诃黎勒丸：治气满闭塞，不能食喘息方，诃黎勒十枚为末，蜜丸如梧子大，饮服三丸，不忌，得利即止。

② 广洛疗呃逆不多食方：诃黎勒三两去核煨，上一味，捣为散，蜜和丸如梧子，空腹服二十丸，日二服，以知为度，利多减服无所忌，治一切风痰、霍乱、食不消、大便涩，诃黎勒三枚捣取末，和酒顿服，三五度良。（《外台秘要》）

③ 治暴嗽诃黎勒含化方：诃黎勒生去核一枚，上一味，拍破含之咽津，次煎槟榔汤一盏投之。（《圣济总录》）

【现代应用】 如表 16－17。

表 16－17　诃黎勒散现代应用

病　名	症　状	来　源
① 痢疾	下痢白冻，经治不愈，小腹隐痛，肛门坠胀，便解积冻，色白质稀，日行数次量少	《浙江中医杂志》1980 年第 15 期
② 气利	下利随转矢气而出，用煨诃子去核 50 克蒸服而治愈	《浙江中医学报》1980 年第 4 期

附方　黄芩汤（引《外台秘要》）

【组成】 黄芩　人参　干姜各二两　桂枝一两　大枣十二枚　半夏半升。

【用法】 上六味，以水七升，煮取三升，温分三服。

【功效】 温中清肠。

【主治】 干呕下利。

【方解】 本方与前面的黄芩加生姜半夏汤主治相同，而没有芍药、甘草、生姜，有人参、桂枝、干姜，是着重于温里益气，这是治中寒气少的方剂。

疮痈肠痈篇

肠痈瘀热内结用大黄牡丹汤,阳虚瘀热用薏苡附子败酱散,金疮用王不留行散。

附方:排脓散,排脓汤。

一、薏苡附子败酱散

【组成】 薏苡仁十分　附子二分　败酱五分。

【用法】 上三味　杵为末,取方寸匕,以水二升,煎减半,顿服,小便当下。

【功效】 温阳散结,利湿排脓。

【主治】 肠痈之为病,其身甲错,腹皮急按之濡,如肿状,腹无积聚,身无热,此为肠内有痈脓。

【方解】 病因营血郁滞于里,皮肤缺乏血液的滋养,故皮肤干燥粗糙。病变主要在肠中,故腹部如肿状。因脓已形成,故腹皮虽然紧急,但按之濡软。身无热而脉反数,知非热证;"腹无积聚",脉虽数而无力,乃阳气不足,正不胜邪的表现,薏苡附子败酱散的作用,薏苡泄脓除湿,附子振奋阳气,辛热散结,败酱破瘀排脓。服后小便利而气化行,则污脓、瘀血俱从大便排出。

【古代应用】 治肠痈皮肉状如蛇皮及如错,小腹坚心腹急痛方。即本方用败酱二两,附子半两,薏苡仁二两半,右捣粗罗为散,每服三钱以水中盏入生姜半分,煎至六分,去滓温服。(《太平圣惠方》)

【现代应用】 如表 17-1。

表 17 - 1 薏苡附子败酱散现代应用

病　名	症　状	来　源
① 阑尾脓肿	右少腹疼痛,形成包块	《新医药杂志》1974 年第 9 期
② 急性阑尾炎	右少腹压痛,有包块如拳大,便干,尿黄,肢冷	《赤脚医生》1979 年第 3 期
③ 黄疸	身目俱黄,色泽晦暗,胸闷腹胀,食欲不振,神疲畏寒,四肢欠温,便溏,舌淡苔腻,脉沉细无力	《江苏中医·中医分册》1978 年第 2 期

二、大黄牡丹汤

【组成】　大黄四两　牡丹一两　桃仁五十个　瓜子半升　芒硝三合。

【用法】　上五味,以水六升,煮取一升,去滓,内芒硝,再煎沸,顿服之,有脓当下,如无脓,当下血。

【功效】　清热破瘀,解毒消痈。

【主治】　肠痈者,少腹肿痞,按之即痛如淋,小便自调,时时发热,自汗出,复恶寒。其脉迟紧者,脓未成,可下之,当有血。脉洪数者,脓已成,不可下也。

【方解】　肠痈系热毒内聚,营血瘀结肠中,经脉不通所致。故见少腹肿痞,拘急拒按,按之即如小便淋痛之状。因其病位在肠而未及膀胱,故小便正常,与淋病有别。正邪相争,营郁卫阻,故时时发热,恶寒,自汗出。若脉迟紧有力,为热伏血瘀而脓未成熟,急应荡热逐瘀,使瘀热得下,肠痈可愈。若延至肠痈后期脉见洪数,则是脓已成熟,即当慎用攻下之法。

大黄牡丹汤,用大黄、芒硝以荡涤实热,宣通壅滞;丹皮、桃仁凉血逐瘀;冬瓜仁排脓散结,共奏荡热解毒、消肿排脓、逐瘀攻下之功,最适用于未成脓的肠痈实热证。

【古代应用】　① 治肠痈大黄汤(即本方):痈之为病,诊小腹肿痞坚,按之则痛,或在膀胱左右,其色或赤或白色,坚大如掌热,小便欲调,时自汗出,时复恶寒,其脉迟紧者,未成脓也,可下之,当有血,脉数脓成,不可服此方,即本方唯不用瓜子而用芥子(辑义云:《千金》引《刘涓子》不用芥子,必后世传写之讹,而《圣济总录》及《外科正宗》等,亦用芥子,《得效方》则用瓜蒌子并误)。(《刘涓子鬼遗方》)

② 肠痈汤:薏苡仁一升,牡丹皮,桃仁各二两,瓜瓣子二升。上四味咬咀,以水六升,煮取二升,分二服。注云:姚氏不用桃仁用杏仁,崔氏有芒硝二两,云腹中疼

痛,烦满不安,或胀满不下饮食,小便涩,此病多是肠痈,人多不识,妇人产后虚热者,多是此证,总非痈疽。但是便服此方,无损伤也(《千金要方》)。按:此即大黄牡丹汤去大黄、芒硝,加苡仁一升,方较平稳。

③ 牡丹散(即本方不用瓜子,用冬瓜子加生姜):治产后血运,腹满欲狼狈(出妇人产后门)。《产育宝庆集》云:若口噤,则撬开灌之必效,欲产先煎下以备缓急,但不用生姜。又牡丹散(即本方加木香、芍药,败酱用甜瓜子):治肠痈未成脓,腹中痛不忍。

④ 甜瓜子散(于本方中加薏苡、败酱、当归、槟榔):治肠痈肿痛,如阿气欲绝。

⑤ 赤茯苓散(于本方中加赤茯苓):治肠痈小肠牢坚,按之痛,小便不利,时有汗出恶寒,脉迟未成脓。(《太平圣惠方》)

⑥ 梅仁散(于本方梅仁代桃仁,加槟角):治肠痈里急隐痛,大便闭涩。(《奇效良方》)按:与《圣济》梅仁汤相似。

⑦ 梅仁汤(于本方以梅核仁、冬瓜仁代桃仁,瓜子方加犀角):治肠痈里急隐痛,大便闭塞。(《圣济总录》)

【现代应用】 如表17-2。

表 17-2 大黄牡丹汤现代应用

病 名	症 状	来 源
① 急性阑尾炎	右小腹疼痛颇剧,拒按畏寒发热,便解不畅,脉弦滑,苔薄腻	《哈尔滨中医》1959 年第3 期
② 急性胆囊炎	右上腹部胀痛,拒按引及背部发热恶寒,口干便秘,数日一行	《新医学》1975 年第 1 期
③ 急性盆腔炎	少腹部压痛明显,可扪及包块,便秘或不畅,溲黄	《中医验案选编》
④ 小儿阑尾脓肿	右少腹疼痛按之有包块	《浙江中医》1963 年第 11 期

三、王不留行散

【组成】 王不留行十分(八月八日采) 蒴藋细叶十分(七月七日采) 桑东南根白皮十分(三月三日采) 甘草十八分 川椒三分(除目及闭口,去汗) 黄芩二分 干姜二分 厚朴二分 芍药二分。

【用法】 上九味,桑根皮以上三味烧灰存性,勿令灰过,各别杵筛,合治之为散,服方寸匕。小疮即粉之,大疮但服之,产后亦可服。如风寒,桑根皮勿取之。前三物皆阴干百日。

【功效】 活血破瘀。

【主治】 病金疮。

【方解】 金疮是刀斧金属器械所伤的外科疾患。由于经脉肌肤断伤,营血卫气不能循经脉而运行。所以治疗必须恢复经脉肌肤的断伤,使营卫通行无阻,金疮自然向愈。王不留行散具有行气血、和阴阳、促进脾胃功能旺盛的作用,可达到生机长肉的目的。

四、排脓散

【组成】 枳实十六枚　芍药六分　桔梗二分。

【用法】 上三味,杵为散,取鸡子黄一枚,以药散与鸡子黄相等,揉和令相得,饮和服之,日一服。

【方解】 魏念庭:"排脓散为疮痈将成未成,治里之法也。"

尤在泾:"枳实苦寒,除热破滞为君,得芍药则通血,得桔梗则利气,而尤赖鸡子黄之甘润,以为排脓化毒之本也。"

【古代应用】 ① 治胸满不痛。桔梗、枳壳等分,水二钟,煎一钟,温服。(《南阳活人书》)

② 枳壳汤:治伤寒痞气,胸满欲死者。桔梗、枳壳(炙,去瓤)各一两。上细锉如米豆大,用水一斗半,煎减半去滓,分二服。凡伤寒胸胀,勿问胸部痞气,但先投此药。若不瘥,然后别下药,缘此汤但行气下膈耳,无他损。(《苏沈良方》)

③ 排脓散(即本方):治内痈,脓从便出。(《张氏医通》)

五、排脓汤

【组成】 甘草二两　桔梗三两　生姜一两　大枣十枚。

【用法】 上四味,以水三升,煮取一升,温服五合,日再服。

【方解】 魏念庭:"排脓汤一方,尤为缓治,盖上部咽喉之间有欲成疮痈之机,即当急服也。甘草、桔梗,即桔梗汤,已见用肺痈病中,加以生姜、大枣,以固胃气,正盛而邪火斯易为解散也。疮痈未成者,服之则可开解;已成者,服之则可吐脓血而愈矣。"

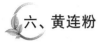

六、黄连粉

【主治】 浸淫疮,从口流向四肢者可治;从四肢流来入口者不可治。

【方解】 浸淫疮是一种皮肤病,由于起病时病损范围小,先痒后痛,分泌物浸渍皮肤,逐渐扩大,遍于全身,故称为浸淫疮。此疮从四肢向上蔓延至口部的,表示病情较重,难治。病由内向外散发者轻,由外向内汇集者重,这是中医学对疾病判断预后的一种看法。

本病形成的原因,是热毒之邪。《内经》说:"诸痛痒疮,皆属于心。"所以用黄连粉泻心火、解热毒,邪去毒消,疮即可愈。

【古代应用】 ① 黄连胡粉散:黄连二两,胡粉十分,水银一两。上三味,黄连为末相和,软皮裹熟按之,自能和合,纵不得成一家,亦得水银细散入粉中也。以敷乳疮、诸湿疮、黄烂肥疮等。若干着甲煎为膏。(《千金方》)

② 鸡冠痔疾,黄连粉敷之,加赤小豆尤良。(《斗门方》)

③ 痔疮脱肛,冷水调黄连末涤之良。(《经验良方》)

④ 小儿赤眼,水调黄连粉贴足心,甚妙。(《全幼心鉴》)

⑤ 牙痛恶热,黄连末掺之立止。(《李楼奇方》)

⑥ 小儿鼻𧏖,鼻下两道赤色有疮,以米泔水洗净,用黄连末敷之,日三四次。又小儿月蚀生于耳后,黄连末敷之。(《子母秘录》)

⑦ 舌忽肿出口外,或长数寸。此心火热极所致,真川连三四钱,煎浓汁,以舌浸之即收。(《验方新编》)

⑧ 清脑黄连膏:治风眼目红肿,及一切眼病之因热者,莫不随手奏效,黄连二钱为细末,香油调如薄糊,常常以鼻闻之,日约二三十次,勿论左右眼患证,应须两鼻孔皆闻。(《医学衷中参西录》)

【现代应用】 如表17-3。

表17-3 黄连粉现代应用

病 名	症 状	来 源
顽癣	身有顽癣,颈项为甚,患处肌肤甲错,微痒不痛	《新医药资料》1976年第2期

转筋阴狐疝蛔虫篇

阴狐疝气用蜘蛛散,蛔虫病用甘草粉蜜汤,蛔厥用乌梅丸,转筋用鸡矢白散。

 一、鸡屎白散

【组成】 鸡屎白。

【用法】 上一味,为散,取方寸匕,以水六合,和温,服。

【功效】 宣清导浊。

【主治】 转筋之为病,其人臂脚直,脉上下行,微弦,转筋入腹者。

【方解】 转筋,是一种四肢拘挛作痛的病证,所以脉象也见劲急强直,全无柔和之象。转筋的部位,一般多见于下肢,严重时其痉挛会从两足牵引小腹部作痛,称为转筋入腹,可用鸡屎白散治之。鸡屎白性寒下气,通利二便,只适用于湿浊化热伤阴所致的转筋,泻其致病之因,转筋亦随之而愈。

【古代应用】 ① 食诸菜中毒发狂,烦闷、吐下欲死方,取鸡屎烧末,服方寸匕,不解更服。若身体角弓反张,四肢不随,烦乱欲死者,清酒五升,鸡屎白一升,搏筛合和,扬之千遍,乃饮之,大人服一升,日三,少小五合差。(《肘后备急方》)

② 治小儿大小便不通方:末鸡屎白服一钱匕。(《千金方》)

③ 治小儿噤啼方:取鸡屎白熬末,以乳服之佳。(《千金方》)

④ 治小儿口噤,赤者心噤,白者肺噤方:末鸡屎白如枣大绵裹,以水一合,煮二沸,分再服。(《千金方》)

⑤ 治小儿耳疮方:烧鸡屎白筒中吹之。(《千金方》)

⑥ 治唇舌忽生疮方：烧鸡屎白末，以布裹着病上含之。（《千金方》）

⑦ 治头面风，口齿疼痛不可忍方：鸡屎白烧灰，以绵裹置齿痛止，咬咋之。又方：鸡屎白以醋渍煮，稍稍含之。（《千金方》）

⑧ 治喉痹方：含鸡屎白。（《千金方》）

⑨ 治自缢死方：鸡屎白如枣大，酒半盏和灌口及鼻中佳。（《千金方》）

⑩ 治乳及痈肿，鸡屎末服方寸匕，须臾三服愈。（《产宝方》）

⑪ 治中风寒瘟，直口噤不知人，鸡屎白一升，熬令黄，极热，以酒三升和搅去滓服。（《葛氏方》）

二、蜘蛛散

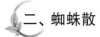

【组成】 蜘蛛十四枚（熬焦）　桂枝半两。

【用法】 上三味，为散，取八分一匕，饮和服，日再服。蜜丸亦可。

【功效】 破结，通利，散寒。

【主治】 阴狐疝气者，偏有小大，时时上下。

【方解】 阴狐疝，简称狐疝，是一种阴囊偏大偏小，时上时下的痛症，有的作痛胀，有的仅感重坠，为寒气凝结厥阴肝经所致。治疗应以辛温通利为主，所以用蜘蛛散。蜘蛛有破结通利作用，配以桂枝的辛温，引入厥阴肝经以散寒气。但蜘蛛有毒性，应用时宜慎重。

【古代应用】 ① 蜘蛛散：疗小儿大腹丁奚，三年不能行走。又主蛇毒温症，霍乱与呕逆。（《千金翼方》）

② 治婴孺少小偏癫方，以蜘蛛一个，烧灰作末，饮服之愈。（《幼幼新书》）

三、甘草粉蜜汤

【组成】 甘草二两　粉一两　蜜四两。

【用法】 上三味，以水三升，先煮甘草，取二升，去滓内粉、蜜，搅令和，煎如薄粥，温服一升，差即止。

【功效】 杀虫和胃。

【主治】 蛔虫之为病，令人吐涎心痛，发作有时，毒药不止。

【方解】　吐涎是吐出清水,心痛是指上腹部疼痛。由于蛔动则痛作,蛔静则痛止,所以发作有时,这是蛔虫病心腹痛的特点。"毒药不止"是说蛔虫病已用过一般杀虫药而未取得疗效,所以用铅粉峻药杀虫,与甘草、白蜜同服,诱使虫食,甘味既尽,毒胜旋发,而虫患乃除。但铅粉毒性甚剧,虽有一倍其量的甘草,以缓解其毒;三倍其量的白蜜,以和胃使杀虫而不伤正,亦应中病即止,不宜多服,故方后云"差即止"。

【古代应用】　治寸白蛔虫,胡粉炒燥,方寸匕,入肉臛中,空心服,大效。(《张文仲备急方》)

先母侍婢曾患此(按:指蛔虫所引起的吐涎,心痛症),始病吐蛔,一二日后,暴厥若死。治以乌梅丸入口即吐,予用甘草五钱,先煎去滓,以铅粉二钱,白蜜一两调服之,半日许下蛔虫如粗指大者九条,其病乃愈。(《金匮发微》)

【现代应用】　如表18-1。

表18-1　甘草粉蜜汤现代应用

病　名	症　状	来　源
蛔虫病	蛔虫痛用山道年无效,改用本方甘草15克煎汤,去渣加铅粉5克,白蜜30克,药后下蛔虫20多条	《浙江中医学院学报》1981年第2期

四、乌梅丸

【组成】　乌梅三百个　细辛六两　附子六两(炮)　黄连一斤　当归四两　黄柏六两　桂枝六两　人参六两　干姜十两　川椒四两(去汗)。

【用法】　上十味,其捣筛,合治之,以苦酒渍梅乌一宿,去核,蒸之五升米下,饭熟捣成泥,和药令相得,内臼中与蜜杵二千下,丸如梧子大,先食饮服十丸,日三服,稍加至二十丸,禁生冷滑臭等食。

【主治】　蛔厥者,当吐蛔,令病者静而复时烦,此为脏寒,蛔上入膈,故烦,须臾复止,得食而呕又烦者,蛔闻食臭出,其人当自吐蛔。蛔厥者。

【方解】　蛔厥病的主要症状是吐蛔,心腹痛剧,吐涎沫得食则吐,烦躁不安,手足厥冷,有发作性。病由于内脏虚寒,不适于蛔虫的存在,因而蛔动不安,上扰胸膈,出现寒热错杂的证候。治以乌梅丸,是安胃杀虫的复方。方中乌梅为主药,安胃止呕,蜀椒温中杀虫,黄连、黄柏苦寒清热,桂枝、附子、细辛、干姜辛温散寒,当归补气行血,合用于一方,使蛔得酸则止,得苦则安,得辛则伏,脏温蛔安而厥自止。

【现代应用】 如表18-2。

表18-2 乌梅丸现代应用

病 名	症 状	来 源
① 胆道蛔虫	右上腹部阵发性疼痛或呕吐出蛔虫	《辽宁医药杂志》1960年第1期
② 结肠炎	腹中疼痛,大便泄泻或肠鸣,久治不愈	《广东中医》1949年第4期
③ 输卵管积液	少腹冷痛胀满,月经不调,白带绵绵脉沉细	《太铁医迅》1979年
④ 痉病	形体消瘦,角弓反张,直视,气息奄奄	《广东中医》1964年第2期
⑤ 十二指肠溃疡和憩室	上腹部疼痛,食欲不振,恶心呕吐,大便溏	《重庆中医交流资料》
⑥ 崩漏	月经来先多,后来淋漓不尽,病久不愈	《广西中医药》1980年第2期
⑦ 小儿蛔虫梗阻	腹痛,腹满,呕吐蛔虫,大便秘结	《福建中医》1960年第3期
⑧ 久痢	厥阴下利,大便脓血,腹痛,里急后重或四肢逆冷	《浙江中医》1960年第2期
⑨ 钩虫病	面黄体胖,头眩,心悸,或腹中痛	《中医杂志》1959年第9期

妇人妊娠篇

妊娠癥瘕用桂枝茯苓丸,胎漏用胶艾汤,恶阻用干姜人参半夏丸,腹痛用当归芍药散,小便难用当归贝母苦参丸,水气用葵子茯苓散,妊娠养胎用当归散、白术散。

 一、桂枝茯苓丸

【组成】 桂枝 茯苓 牡丹(去心) 芍药 桃仁(去皮尖,熬)各等分。

【用法】 上五味,末之,炼蜜和丸,如兔屎大,每日食前服一丸,不知,加至三丸。

【功效】 破瘀消癥。

【主治】 妇人宿有癥病,经断未及三月,而得漏下不止,当下其癥。

【方解】 妇人本有癥病,现复受孕成胎,经停未到三月,由于癥病之故,忽又漏下不止,脐上胎动,这是癥病妨害胞胎,所以说是"癥痼害"。癥积不去,漏下又不会停止,只有去其宿癥,才能使新血得以养胎,故用桂枝茯苓丸,祛瘀化癥。方中桂枝通血脉,茯苓安正气,芍药调营,丹皮、桃仁活血化瘀,合而用之,实为祛瘀化癥的小剂;特别是炼蜜为丸,每服一至三丸,剂量很小,使下癥而不伤胎。

【古代应用】 ① 夺命丸(即本方):专治妇人小产,下血甚多,子死腹中,其人憎寒,手指唇口爪甲青白,面色黄黑,或胎上抢心,则闷绝欲死,冷汗自出,喘满不食,或食毒物,或误服草药,伤动胎气,血不止,胎尚未损,服之可安,已死服之可下。以蜜丸如弹子大,每服一丸,细嚼淡盐汤送下,速进两丸,至胎腐烂腹中,危甚者,定可取出。(《妇人大全良方》)

② 催生汤(即本方煎汤热服):候产母腹痛腰痛,见胎浆下方服。(《济阴纲目》)

③ 桂枝茯苓丸:治拘挛上冲心下悸,及经水有变,或胎动者。

【现代应用】 如表 19-1。

表 19-1 桂枝茯苓丸现代应用

病 名	症 状	来 源
① 子宫肌瘤	月经紊乱,迟早不一,经量多夹有紫血块,迟迟不净,小腹急迫,扪及有块	《浙江中医学院学报》1979年第3期
② 卵巢囊肿	经行愆期,小腹部作痛如刺,按之加剧,遇热则减,可扪及包块(如鸡蛋大)质软可移	福建中医学院编《临床治验心得选》
③ 习惯性流产	平脐上按之包块,多孕即漏血,色紫或暗,脐周作痛引及小腹,舌质紫暗	《辽宁医学杂志》1960年第6期
④ 肾盂积水	腰部胀痛,小便短赤惑夹有血丝,便溏,肢肿面浮	福建中医学院编《临床心得经验选》
⑤ 产后尿潴留	恶露不畅,量少,色紫有块,小腹拘急,胀痛,拒按,溲解点滴不通	《浙江中医学院学报》1979年第3期
⑥ 慢性盆腔炎	小腹部疼痛,按之加剧,白带较多,两侧附件增厚	《新中医》1975年第2期
⑦ 前列腺肥大	小腹疼胀,溲中夹浊或夹血丝,色紫,舌苔薄白	《新中医》第4期
⑧ 肠痈	右少腹疼痛,拒按,有反跳痛,便溏	旅大市卫生局《医药卫生》1975年第3期
⑨ 胸痹	胸痹气短,或心前区隐痛,舌质紫暗,脉有歇止	旅大市卫生局《医药卫生》1975年第3期
⑩ 产后子宫恢复不全	产后恶露不断,色鲜红夹有紫块,少腹疼痛胀满下坠腰痛,面肢浮肿	《山东医刊》1966年第3期
⑪ 输卵管炎	少腹隐痛,拒按,腰酸带多色白	《上海中医药杂志》1959年第1期
⑫ 过敏性紫癜	四肢胸部散布暗红色斑点,稍痒,略高于皮肤按之不退色,腹痛遇寒加剧,偶有便血	《赤脚医生》1980年第2期
⑬ 脑栓塞	中风后,语言蹇涩,口眼歪斜,半身不遂	《赤脚医生》1980年第2期
⑭ 经闭	停经十月,腹胀且痛,按之加剧	《福建中医医案医话选》第1辑

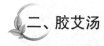

二、胶艾汤

【组成】 川芎　阿胶　甘草各二两　艾叶　当归各三两　芍药四两　干地黄六两。

【用法】 上七味,以水五升,合煮取三升,去滓,内胶,令消尽,温服一升,日三服。不瘥,更作。

【功用】 养血安胎止血。

【主治】 妇人有漏下者,有半产后因续下血都不绝者,有妊娠下血者,假令妊娠腹中痛为胞阻。

【方解】 妇人下血,有月经淋漓不断的漏下;有半产以后下血不止,妊娠胞阻下血。"胞阻"为妇人怀孕期间下血,并伴有腹痛,是血液下漏,不能入胞以养胎儿,阻碍其发育。这三种妇人下血,其病机皆属冲任脉虚,阴血不能内守所致,均当调补冲任,固经止血,可用胶艾汤一方统治。方中地、芍、归、芎以养血和血,阿胶养阴止血,艾叶温经暖胞,甘草调和诸药,清酒以行药势,合而用之,可以和血止血,所以本方为妇科常用的有效方剂。

【古代应用】 ① 治妊娠因惊胎不安,当归汤(即本方加人参不用清酒)。又云治妊娠卒下血,致胎不安,少腹疼痛,人参汤(即本方去芍药,加人参、黄芩、吴萸、生姜,不用清酒)。(《圣济总录》)

② 胶艾汤(即本方):治劳伤血气,冲任虚损,月水过多,淋漓漏下,连日不断脐疼痛,及妊娠将摄失宜,胎动不安,腹痛下坠,或劳伤胞络,胞阻漏血,腹痛闷乱,或因伤动胎上抢心,奔冲短气,及因产乳,冲任气虚不能约制经血,淋漓不断,延引日月渐成羸瘦。(《太平惠民和剂局方》)

③ 陈氏六物汤(即本方去甘草):治血痢不止,腹痛难忍。(《妇人大全良方》)

【现代应用】 如表 19-2。

表 19-2　胶艾汤现代应用

病　名	症　状	来　源
① 不完全流产	腹痛、腰酸,阴道出血,或流出血块	《浙江中医》1959 年第 7 期
② 先兆流产	妊娠三月,阴道出血,小腹坠胀连及腰部酸痛,脉细滑,苔薄白	《哈尔滨中医》1962 年第 2 期

续　表

病　名	症　状	来　源
③ 功能性子宫出血	经行量多,偶有血块,小腹不适,不痛,头晕心悸,腰酸膝软,夜寐不安	《成都老中医医案选》第1集
④ 子宫外孕	小腹剧痛下坠,阴道下血,色紫,后穹窿饱满触痛	《山东医刊》1960年第3期
⑤ 出血性紫斑	身布紫红色小点,甚则密布腹部及上肢、斑点大隆起,压之不痛,头昏,面色无华	《福建中医药》1964年第5期
⑥ 外伤	外伤以后吐血丝,脘腹疼痛,重按脐下剧痛	《福建中医药》1964年第5期
⑦ 不孕症	婚后多年不孕,少腹寒痛常作,头昏目眩	《成都中医学院老中医医案选》第1集

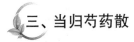

三、当归芍药散

【组成】　当归三两　芍药一斤　川芎半斤(作三两)　茯苓四两　泽泻半斤　白术四两。

【用法】　上六味,杵为散,取方寸匕,酒和,日三服。

【功效】　养血调气。

【主治】　妇人怀娠,腹中疠痛。

【方解】　肝气不调,则多郁结横逆之变;脾气虚弱,每易湿胜生肿。因此,常见腹中拘急,绵绵作痛,小便不利,足跗浮肿等证。治以当归芍药散。方中重用芍药泻肝木而安脾土,合以归、芎调肝养血,白术补脾燥湿,配合苓、泽渗湿泄浊。如此,则肝脾两调,腹痛等证自愈。

【古代应用】　① 当归芍药散:治妊娠腹中绞痛,心下急满及产后血晕内虚气乏,崩中久痢,常服通畅血脉,不生痈疡,消痰养胃,明目益精。(《三因极一病证方论》)

② 当归芍药散:治小便微难,腹中痛者。(雉间焕)

③ 当归芍药散:最深之症,面色萎黄,腹中如有物而非块,又如包块之状,若是者,用之奇效。要是因血滞而水亦滞者也。(《青州医谈》)

④ 当归芍药散:治产后下利腹痛,小便不利,腰脚麻痹而无力者,或眼赤痛。若下利不止,恶寒者加附子。若不下利,大便秘者加大黄。(《类聚方广义》)

【现代应用】 如表 19－3。

表 19－3 当归芍药散

病　名	症　状	来　源
① 细菌性痢疾	身热,腹痛,里急后重,下利脓血	《中医杂志》1956 年第 8 期
② 宫颈糜烂	腹痛引腰,带多,色白质稀,少腹胀痛	《陕西中医药》1979 年第 7 期
③ 行经过多	行经量多,色淡,质稀夹有血块,多日不净,少腹微痛,气短乏力,四肢倦怠乏力	《赤脚医生杂志》1979 年第 4 期
④ 慢性肝炎	胁痛且胀,引及胃脘,食后加剧,纳少便溏,四肢乏力,神倦	《赤脚医生杂志》第 4 期
⑤ 妊娠期坐骨神经痛	妊娠后,偏卧步履难,臀部疼痛,下肢伸展不利,坐卧不安	《浙江中医药》1979 第 10 期
⑥ 慢性肾炎	面色乏华,倦怠乏力,纳谷不香,发枯,少寐,尿检红细胞(＋～＋＋),神倦乏力,头昏目眩	《济南医学》1980 年第 11 期
⑦ 结核性腹膜炎	午后低热,盗汗食少,腹痛按之加剧	《大同医学》1980 年第 1 期

四、干姜人参半夏丸

【组成】 干姜　人参各一两　半夏二两。

【用法】 上三味,末之,以生姜汁糊为丸,如梧桐子大小,饮服十丸,日三服。

【功效】 温中降逆。

【主治】 妊娠呕吐不止,干姜人参半夏丸主之。

【方解】 妊娠恶阻,是妊娠常见的反应,今"妊娠呕吐不止",可知呕吐较剧,正气受伤,若其原因是胃虚有寒饮,浊气上逆所致者,可用干姜人参半夏丸,以干姜温中散寒,人参扶正益气,半夏、姜汁蠲饮降逆,使中阳得振,寒饮蠲化,胃气得降,则呕吐可止。

【古代应用】 ① 半夏丸：治妊娠恶阻病，醋心，胸中冷，腹痛，不能饮食，辄吐清黄汁方，即本方三味等分，捣罗为末，以地黄汁浸蒸饼和丸，如梧子大，每服不计时候，以粥饮下十丸。（《太平圣惠方》）

② 此方（即本方）以生姜汁炼蜜为丸，治胃反呕吐，甚则加茯苓更妙。（《金匮悬解》）

【现代应用】 如表19-4。

表19-4 干姜人参半夏丸现代应用

病　名	症　状	来　源
① 妊娠呕吐	妊娠后干呕吐逆，口涎增多，或吐出清稀痰涎宿食，动则头眩，倦怠嗜卧，脉细滑	《中医杂志》1964年第9期
② 腹痛	腹痛绵绵，久而不愈时吐痰沫，胃脘痞塞，食少乏力	《中医杂志》1964年第9期
③ 眩晕	头昏目眩，动则加剧，恶心呕吐清稀痰涎，胃脘时满，按之较舒，腹中辘辘有声	《中医杂志》1964年第9期

五、当归贝母苦参丸

【组成】 当归　贝母　苦参各四两。

【用法】 上三味，末之，炼蜜丸如小豆大，饮服三丸，加至十丸。

【功效】 宣肺利尿。

【主治】 妊娠小便难，饮食如故。

【方解】 妊娠小便难而饮食一如常人，可知病不在中焦，而在下焦。由于怀孕之后，血虚有热，气郁化燥，膀胱津液不足，肺气失于通调，故致小便难而不利。治以当归贝母苦参丸，用当归养血安胎，贝母利气解郁，兼治热淋，苦参利湿热，除热结，与贝母合用，又能清肺而散膀胱郁热。实为清肺利尿之剂。

【古代应用】 ① 孕妇小便不通，此胎压尿胞不得小便，心烦不卧，名曰转胞方（即本方）。（《验方新编》）

② 归参丸：治酒渣鼻，乃血热入肺。当归二两，苦参四两，上为末，酒糊丸如桐子大，每服八十丸，食后热茶下。（《济阴纲目》）

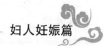

【现代应用】　如表 19 - 5。

表 19 - 5　当归贝母苦参丸现代应用

病名	症　状	来　源
尿痛	溲解不畅,溺下点滴,灼热疼痛,小腹胀痛,口渴	《辽宁中医学杂志》1960 年第 6 期

六、葵子茯苓散

【组成】　葵子一升　茯苓三两。

【用法】　上二味,杵为散,饮服方寸匕,日三服,小便利则愈。

【功效】　利水消肿。

【主治】　妊娠有水气,身重,小便不利,洒淅恶寒,起即头眩,葵子茯苓散主之。

【方解】　妊娠水气,为阴盛阳气不化之病。水盛身肿,所以身重,气化受阻,故小便不利;阳气不能外卫,故洒淅恶寒;水气内停,清阳不升,故起即头眩。治以葵子茯苓散,通窍利水,使小便通行,水有去路,阳气展布,则诸症可愈。但冬葵子有滑胎之副作用,用之当谨慎。

【古代应用】　① 葵子散:治妊娠小便不利,身重恶寒,起则眩晕,及水肿者。(《妇人大全良方》)

② 治妊娠得热病,五六日小便不利,热入五脏方(即本方二味各一两)。(《千金翼方》)

③ 葵子散(于本方加汉防己,三味各二两):治妊娠身体浮肿,小便不利,洒淅恶寒。(《太平圣惠方》)

④ 妊娠妇人常有面目腿足肿胀,故有水气,子满,胎水各病之名,其实皆由脾气不足以传化水谷之湿,而胞胎壅遏,膀胱不化,水泛横流,致肺气不降而喘息,小便淋漓不利。葵茯汤,冬葵子炒半斤,茯苓三两,共为末,每末饮服三钱。(《产科心法》)

七、当归散

【组成】　当归　黄芩　芍药　川芎各一斤　白术半斤。

【用法】 上五味,杵为散,酒饮服方寸匕,日再服。妊娠常服即易产,胎无疾苦。产后百病悉主之。

【功效】 养血清热。

【主治】 妇人妊娠。

【方解】 妇人妊娠,最重视调补肝脾,因为肝主藏血,血以养胎,脾主健运,化水谷而输精微。假如妊娠之后,因耗血多而血虚,血虚易生热,脾不健而失运,则饮食不化精微而为湿留,从而血虚兼湿热内阻,以致影响胎儿。所以治用当归散养血健脾,清化湿热,以安胎气。方中当归、芍药补肝养血,川芎舒气和血之滞,白术健脾除湿,黄芩坚阴清热,合而用之,为妇人妊娠常服之剂。

【古代应用】 ① 四神散:治血气心腹痛,当归、芍药、川芎各一两,干姜半两炮。上每服二钱暖酒调下,予每作医疗妇人气痛,常以一服瘥。(《苏沈良方》)

② 治经三四月不行或二月再至(即本方加山茱萸)。(《易简方》)

【现代应用】 如表 19 - 6。

表 19 - 6 当归散现代应用

病 名	症 状	来 源
屡次死胎妊娠	死胎屡见,复受孕后头昏神疲乏力,饮食减少,脉滑苔薄	《辽宁中医杂志》1980 年第 8 期

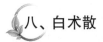

八、白术散

【组成】 白术四分 川芎四分 蜀椒三分(去汗) 牡蛎二分。

【用法】 上四味,杵为散,酒服一钱匕,日三服,夜一服。但苦痛,加芍药;心下毒痛,倍加川芎;心烦吐痛,不能饮食,加细辛一两,半夏大者二十枚。服之后,更以醋浆水服之。若呕,以醋浆水服之;复不解者,小麦汁服之。已后渴者,大麦粥服之。病虽愈,服之勿置。

【功效】 健脾温中,祛湿散寒。

【主治】 妊娠养胎。

【方解】 妊娠脾虚不运导致寒湿中阻,故证每见心腹时痛,呕吐清涎,不欲饮食,或胎动不安等症。治用白术散健脾温中,除寒燥湿,安胎儿。方中以白术健脾燥湿,川芎和肝舒气,蜀椒温中散寒,牡蛎除湿利水。

【古代应用】 ① 白术散:调补冲任,扶养胎气,治妊娠宿有风冷,胎萎不长,或失于将理,动伤胎气,多致损堕,怀孕常服壮气益血,保护胎脏。(《太平惠民和剂局方》)

② 妇人月经不行,已六七个月,从前月事准,今又无病,腹不见大,脉见微滑但不甚旺,此胎不长也。是以常有十三个月而生者,此产母气血不旺,法当助其血气、补其脾胃,则胎长腹大而生。《指掌》方用白术丸,即本方加当归、阿胶、地黄共为末,蜜丸。(《产科心法》)

【现代应用】 如表19-7。

表19-7 白术散现代应用

病　名	症　状	来　源
带下	腰酸小腹不适,神疲纳少便溏	《广东医学》1964年第3期

妇人产后篇

产后腹痛血虚用当归生姜羊肉汤,气滞血瘀用枳实芍药散,瘀血内停用下瘀血汤。

产后外感邪在太阳用阳旦汤,邪在少阳用小柴胡汤,热结阳明用大承气汤,阳虚外感用竹叶汤。湿热下注用白头翁汤。

产后乳中虚烦用竹皮大丸。附方:三物黄芩汤、内补当归建中汤。

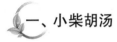

一、小柴胡汤

【组成、用法与功效】 见"呕吐哕下利篇"。

【主治】 产妇郁冒,其脉微弱,呕不能食,大便反坚,但头汗出。

【方解】 新产妇人所发生的郁冒,在证候表现上是脉象微弱,呕吐不能食,大便坚,但头汗出。其原因是邪在少阳。治疗和解少阳,郁冒自解。

【现代应用】 如表20-1。

表 20-1 小柴胡汤现代应用

病　名	症　状	来　源
① 产后郁冒	产后眩晕,发作欲卧,呕恶,汗出而解,已而复作,日发五六次	《湖南中医学院学报》1980 年第 1 期
② 产后感冒	乍冷乍热交替出现,胸胁胀闷,口苦,目眩头痛	《重庆市老中医经验交流会资料汇编》
③ 产后发热	寒热往来,口苦作恶,胸痞时时太息,头痛	《上海中医药》1965 年第 10 期

二、大承气汤

【组成、用法与功效】 见"痉湿暍篇"。

【主治】 病解能食,七八日更发热者,此为胃实。

【方解】 郁冒本不能食,病人服小柴胡汤后,郁冒已解,胃气已和,转为能食。但是经过七八日以后,病复发热,此为未尽的余邪与食相结,因而成为胃家实之证。当用大承气汤攻下,荡涤实邪,切不可泥于产后血虚,因循而贻误病机。

【现代应用】 如表20-2。

表20-2 大承气汤现代应用

病　名	症　状	来　源
产后发热	身热较剧,便结欲解不得,手足溅然汗出,腹部胀满拒按,脉滑,苔黄	《沂蒙中医》1980年第1期

三、当归生姜羊肉汤

【组成、用法与功效】 见"腹满寒疝宿食篇"。

【主治】 产后腹中疠痛,当归生姜羊肉汤主之;并治腹中寒疝,虚劳不足。

【功效】 养血温中散寒。

【方解】 产后腹中疼痛,为血虚不足阴寒内盛所致,其证状为腹中拘急,绵绵作痛,喜得温按,治宜温中散寒养血扶正,用当归生姜羊肉汤。方中当归养血止痛,生姜温中散寒,羊肉补虚温中止痛。此方并可主治寒疝虚劳腹痛。

【古代应用】 ① 治产后虚羸喘乏,自汗出,腹中绞痛,羊肉汤方(于本方加桂心、芍药、甘草、川芎、干地黄。《圣惠方》更加人参,名羊肉地黄汤。(《千金方》)

② 当归羊肉汤(于本方加人参、黄芪):治产后发热自汗,肢体痛,名曰蓐劳。(《严氏济生方》)

③ 当产寒月脐下胀满,手不可犯,寒入产门故也,服仲景羊肉汤,二服愈。(《丹溪心法》)

【现代应用】 如表20-3。

表 20-3　当归生姜羊肉汤现代应用

病　名	症　状	来　源
① 产后腹痛	少腹疼痛及腰胁,喜温按减,脉象虚大	《谢映庐医案》
② 产后发热	产后发热,脉虚大而弦	《徐州医药》1979 年第 5 期

四、枳实芍药散

【组成】 枳实(烧令黑,勿太过)　芍药等分。

【用法】 上二味,杵为散,服方寸匕,日三服,并主痈脓,以麦粥下之。

【功效】 活血理气。

【主治】 产后腹痛,烦满不得卧。

【现代应用】 如表 20-4。

表 20-4　枳实芍药散现代应用

病　名	症　状	来　源
产后腹胀	恶露虽少,色紫暗,皮肤肿胀,气短,舌边有瘀斑,紫点,脉细涩	《湖南中医医案选辑》第 1 集

五、下瘀血汤

【组成】 大黄二两　桃仁二十枚　䗪虫二十枚(熬,去足)。

【用法】 上三味,末之,炼蜜和为四丸,以酒一升,煎一丸,取八合顿服之,新血下如豚肝。

【功效】 活血下瘀。

【主治】 师曰:"产妇腹痛,法当以枳实芍药散,假令不愈者,此为腹中有干血著脐下,宜下瘀血汤主之;亦主经水不利。"

【方解】 产后腹痛,则痛而且胀,痛连大腹,如由于气血郁滞,治法当用枳实芍药散。若因为干血凝着于脐下,其证腹疼痛如刺,痛而不胀,拒按,当以攻逐瘀血为主,故用下瘀血汤破血逐瘀。方中大黄荡逐瘀血,桃仁润燥活血化瘀,䗪虫逐瘀破结,三味相合,破血之力颇猛。以蜜为丸,是缓其药性而不使骤发,酒煎是取其引入血分。亦可用于由瘀血停积而致的经水不利证。

【古代应用】 ① 下瘀血汤加干漆二两,荞麦糊为丸,治小儿疳疾,癖块诸药无效,羸瘦胀满不欲饮食,面身萎黄浮肿,唇舌刮白或殷红,肌肤索泽,心脏部跳动,如黄胖兼有蛔虫者,有奇效。(尾台氏)

② 脐下有瘀血,小腹急痛不可忍,甚则不可近手者,本方所主也,此症诊脐下时,触指觉有坚硬物,病人急痛者,此方之正证也。(《腹证奇览》)

③ 下瘀血汤:治血臌腹大,腹皮上有青筋者,桃仁八钱,大黄五钱,䗪虫三个,甘遂五分或八分,为末冲服,水煎服。(《医林改错》)

【现代应用】 如表20-5。

表20-5 下瘀血汤现代应用

病　名	症　状	来　源
产后腹痛	恶露行而不畅,夹有血块,少腹胀满疼痛,拒按,脉细而涩,舌质紫暗	《辽宁中医杂志》1980年第8期

六、阳旦汤(即桂枝汤)

【组成、用法与功效】 见"腹满寒疝宿食篇"。

【主治】 产后风续续数十日不解,头微痛,恶寒,时时有热,心下闷,干呕,虽久,阳旦证续在耳。

【方解】 产后持续数十日不愈,见头微痛,恶寒,时发热,心下闷,干呕,汗出等证,为血虚外感风寒之邪,太阳表证不解,所以说"阳旦证续在"。由于太阳表证不解,虽然迁延日期很长,仍当以阳旦汤解散表邪,调和营卫为治。

【现代应用】 如表20-6。

表20-6 阳旦汤现代应用

病　名	症　状	来　源
① 自汗	身热面赤,畏风汗出,脉象微浮,舌苔薄白	《福建中医药》1957年第12期

续 表

病 名	症 状	来 源
② 荨麻疹	身布疹块,搔痒,色淡红或苍白,遇寒或风加剧,恶风	《新医学》1975 年第 3 期
③ 关节炎	全身关节疼痛,畏风,有时恶寒发热,微汗,薄白苔,脉浮缓	《烟台市医药》1979 年
④ 痛经	行经延期,量少色紫,小腹部疼痛较剧,经水期间自觉畏风,略有身热	《烟台市医药》1979 年
⑤ 脑血管痉挛	汗出恶风,头痛且胀,肢体麻木,右半身手足拘急运动不能自如,口角微歪	《新医学》1975 年第 3 期
⑥ 过敏性鼻炎	阵发性鼻痒,鼻塞流清涕,头痛,遇风寒明显加剧	《新中医》1978 年第 1 期
⑦ 产后感冒	发热恶风汗出,鼻塞	《新医学》1975 年第 3 期

七、竹叶汤

【组成】 竹叶一把　葛根三两　防风　桔梗　桂枝　人参各一两　附子一枚（炮）　大枣十五枚　生姜五两。

【用法】 上十味,以水一斗,煮取二升半,分温三服,温覆使汗出。头项强,用大附子一枚,破之如豆大,煎药扬去沫。呕者,加半夏半升洗。

【功效】 补气温阳,解表发汗。

【主治】 产后中风,发热,面正赤,喘而头痛。

【方解】 产后正气大虚,复感风邪,发热头痛,为病邪在表;面赤,气喘,为虚阳上越,形成正虚邪实的表现。治疗时,必须扶正祛邪,寓解表于扶正之中,才能符合病机。方用竹叶汤,以竹叶、葛根、桂枝、防风、桔梗解外邪;人参、附子以固阳气;甘草、生姜、大枣调营卫,诸药合用,共收扶正祛邪、表里兼治之效。

【现代应用】 如表 20 - 7。

表 20 - 7　竹叶汤现代应用

病 名	症 状	来 源
产后发热	发热恶风,肢逆,头痛微咳,汗出,骨节酸痛,小腹胀痛,恶露不净,脉沉细	《广东医学》1966 年第 4 期

八、竹皮大丸

【组成】 生竹茹二分 石膏二分 桂枝一分 甘草七分 白薇一分。

【用法】 上五味,末之,枣肉和丸弹子大,以饮服一丸,日三夜二服。有热者倍白薇,烦喘者加柏实一分。

【功效】 安中益气(清热除烦)。

【主治】 妇人乳中虚,烦乱呕逆。

【方解】 妇人在哺乳期中,阴血不足,中气亦虚,致虚火内扰,胃气上逆,故烦乱呕逆。治宜安中益气,用竹皮大丸。方中竹茹、石膏甘寒清热,降逆止呕;桂枝、甘草,辛甘化气,用甘草独重,在于安中益气;白薇性寒退虚热;枣肉补益中焦;和丸缓调。

九、白头翁加甘草阿胶汤

【组成】 白头翁 甘草 阿胶各二两 秦皮 黄连 柏皮各三两。

【用法】 上六味,以水七升,煮取二升半,内胶令消尽,分温三服。

【功效】 清热燥湿养血。

【主治】 产后下利虚极。

【方解】 产后气血两虚,下利伤阴,所以说“下利虚极”。白头翁汤为治疗热利下重的主方,从药测证,本证应有便脓血、发热腹痛、里急后重等证象,故用白头翁汤苦寒清热,加阿胶养血,甘草缓中。至于阴虚血弱而病热利下重者,均可使用。

【古代应用】 ① 白头翁加甘草阿胶汤:治产后下利腹痛,荏苒不已,羸瘦不食,心悸身热,唇口干燥,便血急迫者。又云:痔核肛中焮热疼痛或便血者,若大便燥结加大黄。(《类聚方广义》)

② 若白头翁汤证而心烦不得眠或烦躁者,白头翁加甘草阿胶治之。(《方机》)

附方1 三物黄芩汤(引《千金方》)

【组成】 黄芩一两 苦参二两 干地黄四两。

【用法】 上三味,以水六升,煮取二升,温服一升,多吐下虫。

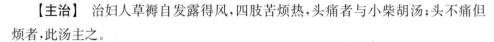

【主治】 治妇人草褥自发露得风，四肢苦烦热，头痛者与小柴胡汤；头不痛但烦者，此汤主之。

【方解】 尤在泾："此产后血虚，风入而成热之证；地黄生血，苦参、黄芩除热也，若头痛者，风未全变为热，故宜柴胡解之。"

张路玉："邪在表里之间而见烦热头痛，舍小柴胡别无良法。若但发热，无头痛，知风热在隔血分，只宜黄芩汤解外内风热，苦参搜涤伏隔之湿热，地黄滋血中伏火，服后多吐下虫积者，以虫承热上隔，得苦寒降泻则伏而不动，往往随药而出也。"

【古代应用】 三物黄芩汤，治骨蒸劳热久咳，男女诸血证，肢体烦热甚，口舌干燥，心气郁热者。又云：治每至夏月，手掌足心烦热，难堪，夜间最甚，不能眠者。又云：治诸失血后，身体烦热倦怠，手掌足下热更甚，唇舌干燥者。(《类聚方广义》)

附方2 当归建中汤(引《千金方》)

【组成】 当归四两 桂枝三两 芍药六两 生姜三两 甘草二两 大枣十二枚。

【用法】 上六味，以水一斗，煮取三升，分温三服，一日令尽。若大虚，加饴糖六两，汤成内之，于火上暖令饴消。若去血过多，崩伤内衄不止，加地黄六两，阿胶二两，合八味，汤成内阿胶。若无当归，以川芎代之。若无生姜，以干姜代之。

【主治】 治妇人产后虚羸不足，腹中刺痛不止，呼吸少气，或苦少腹中急，疼痛引腰背，不能食饮。产后一月，日得服四五剂为善，令人强壮宜。

【古代应用】 ① 芍药汤：治产后苦少腹痛方，即小建中汤用胶饴八两。(《千金方》)

② 当归建中汤：治妇人一切血气虚损及产后劳伤，虚羸不足，腹中疼痛，呼吸少气，少腹拘急痛引腰背，时自汗出，不思饮食。(《太平惠民和剂局方》)

妇人杂病篇

妇人热入血室用小柴胡汤,梅核气用半夏厚朴汤,脏躁用甘麦大枣汤。

崩漏用温经汤,月经不利用土瓜根散,少腹满用大黄甘遂汤,痛经用当归芍药散,经闭用抵当汤,腹中痛用小建中汤,转胞用肾气丸。

带下用矾石丸、蛇床子散、狼牙汤,阴吹用猪膏发煎,腹中刺痛用红蓝花酒。

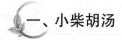 一、小柴胡汤

【组成、用法与功效】　见"呕吐哕下利篇"。

【主治】　妇人中风,七八日续来寒热,发作有时,经水适断,此为热入血室,其血必结,故使如疟状,发作有时。

【方解】　妇人患太阳中风证,为时已七八日,寒热已退,现在又复出现寒热,而且是发作有时。通过问诊,知其在续来寒热之前,适逢经期,月经不当止而止,可知是邪热陷入血室,热与血结,故致此病。但证见寒热往来,如疟状,为邪热未深,正气尚能抗邪,有祛邪外出之机,故用小柴胡汤清解内陷之热,使邪从少阳枢转外出而愈。后世医家多主张在本方中,加赤芍、丹皮、桃仁等,清热与活血并用,可以取法。

【现代应用】　如表 21-1。

表 21-1　小柴胡汤现代应用

病　名	症　状	来　源
热入血室	寒热往来,头痛,两胁胀满不舒,呕吐食少,经水适断,甚则狂言妄语,脉象弦数,苔薄白	《江苏中医》1964 年第 11 期

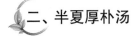 **二、半夏厚朴汤**

【组成】 半夏一升　厚朴三两　茯苓四两　生姜五两　干苏叶二两。

【用法】 上五味,以水七升,煮取四升,分温四服,日三夜一服。

【功效】 理气化痰。

【主治】 妇人咽中如有炙脔。

【方解】 本病多由于七情郁结,痰凝气滞,上逆于咽喉之间;自觉咽中有异物梗阻,咯之不出,吞之不下,后人称为"梅核气"。治用半夏厚朴汤开结化痰以降逆气。方中半夏、厚朴、生姜辛以散结,苦以降逆;配以茯苓,利饮化痰;苏叶芳香,宣气解郁。

【古代应用】 ① 半夏散:治咽喉中如有炙脔,于本方中加枳壳、河黎勒皮。(《太平圣惠方》)

② 大七气汤(即本方):治喜怒不节,忧思兼并,多生悲恐,或时振惊,致脏气不平,憎寒发热,心腹胀满,傍冲两胁,上塞咽喉,有如炙脔,吐咽不下,皆七气所生。(《三因极一病证方论》)

③ 半夏厚朴汤:治咽中如炙脔,由胃寒乘肺,原津液聚而成痰,致肺管不利,气与痰相搏,故咽之不下,吐之不出,其脉涩者。(《全生指迷方》)

④ 四七汤(即本方):治七情之气,结成痰涎,状如破絮。或如梅核在咽喉之间,或中脘痞满,气不舒快,或痰饮中阻,呕吐恶心。又云:妇人性情执著;不能宽解,多被七气所伤,遂致气填胸膺。或如梅核上塞咽喉,甚者满闷欲绝,产妇尤多此证,以此方加香附子久服取效,妇人恶阻尤宜服之。(《简易方》)

⑤ 四七汤(即本方):治惊忧气遏上喘。(《仁斋直指方》)

⑥ 七气汤(即本方改苏叶用苏子):治七气相干,阴阳不得升降,攻冲心腹作痛。(《三因极一病证方论》)

⑦ 治梅核气,用半夏厚朴汤加浮石,最有奇效。(《汉药神效方》)

【现代应用】 如表21-2。

表 21-2 半夏厚朴汤现代应用

病 名	症 状	来 源
① 梅核气	咽喉不利,咽中梗塞,进食无碍,胸闷不畅,苔腻,脉滑而弦	《蒲辅周治疗经验》
② 急慢性胃炎	脘闷疼痛,嗳气,恶心,脉弦苔白	《江苏中医》1980 年第 5 期
③ 经闭	月经先来时乳胀腹痛,后逐渐减少,后两三日不行	《江苏中医》1980 年第 5 期
④ 老年精神病	精神病四年,枯滞,口中流涎,沉默寡言	《陕西中医》1981 年第 5 期

三、甘麦大枣汤

【组成】 甘草三两 小麦一升 大枣十枚。

【用法】 上三味,以水六升,煮取三升,温分三服。亦补脾气。

【功效】 养心安神,益气缓中。

【主治】 妇人脏躁,喜悲伤欲哭,象如神灵所作,数欠伸。

【方解】 由于情志抑郁或思虑过度,肝郁化火伤阴,致内脏阴液不足而发为脏躁。其证见悲伤欲哭,精神失常,周身疲惫,数欠伸等心脾受损症状。《内经》云"肝苦急,急食甘以缓之",故用甘麦大枣汤,以小麦养心液安心神,甘草、大枣甘润补中缓急。

【古代应用】 ① 治妇人数欠伸,无故悲泣。(《本事方》)

② 孕妇无故悲泣,为脏躁也,大枣汤(即本方)治之妙。(《产科心法》)

③ 不拘男女老少,凡妄悲伤啼哭者,一切用之有效。(《方舆轨》)

【现代应用】 如表 21-3。

表 21-3 甘麦大枣汤现代应用

病 名	症 状	来 源
① 歇斯底里(癔症)	神志恍惚,无故悲伤哭泣叫嚷,吵闹,叫扰不眠	《中医杂志》1960 年第 2 期
② 更年期证候群	失眠,烦躁,有时精神恍惚不安	《福建中医药》1960 年第 4 期

续　表

病　名	症　状	来　源
③ 神经衰弱	精神疲倦,头痛脑昏,证忆力差,失眠多梦等	《新医药》1974 年,第 7 期
④ 笑病	病人无故大笑,自己难以控制	《上海中医药》1981 年第 7 期
⑤ 多汗	遇风大汗不止,心悸不安,寐差,纳少	广州中医学院编《老中医医案医话选》
⑥ 失眠	夜难入寐,白天神倦乏力,头昏目眩,食减,便结	《广东医药》1965 年第 1 期
⑦ 小儿夜啼症	夜啼惊跳不休,烦躁不安,不肯吮乳	《浙江中医学院学报》1979 第 2 期
⑧ 眩晕症	头晕目眩,甚则天旋地转欲倒,腰酸膝软,心悸汗出,烦躁不安,寐差,胸闷纳呆腹胀	江西省编《临床资料汇编》
⑨ 产后风	产后出汗伤阴,脏中津液干枯,筋脉失养,口噤项强,四肢抽搐,神识昏沉,舌苔薄白,脉虚细	《临床资料汇编》
⑩ 月经不调	经行愆期,量少色淡红,少腹疼痛,腰膝酸软	《临床资料汇编》
⑪ 夜游症	头昏失眠,多梦,心悸健忘,入夜呓唔,下床乱走,神志模糊,观者劝阻不醒,次月询忆昨宵情景,茫然无知,食少便秘,心烦,苔白脉弦	《老中医医案医话选》
⑫ 精神分裂症	幻觉妄想,神情呆滞,两目直视,胸闷肋胀,舌红,脉滑数	上海市龙华医院编《医案选编》

四、温经汤

【组成】　吴茱萸三两　当归　川芎　芍药　人参　桂枝　阿胶　牡丹皮(去心)　生姜　甘草各二两　半夏半升　麦门冬一升(去心)。

【用法】　上十二味,以水一斗,煮取三升,分温三服。亦主妇人少腹寒,久不受胎;兼取崩中去血,或月水来过多,及至期不来。

【功效】　温经祛瘀止血。

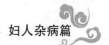

【主治】 妇人年五十所,病下利数十日不止,暮即发热,少腹里急,腹满,手掌烦热,唇口干燥,何也?师曰:此病属带下。何以故?曾经半产,瘀血在少腹不去。何以知之?其证唇口干燥,故知之。当以温经汤主之。

【方解】 妇人年五十许,冲任皆虚,经水应该停止,今复下血数十日不止,这是属于带下病。由于病人曾经半产,少腹有残余的瘀血停留,导致腹痛里急。又因瘀血而引起漏血不止,瘀血不去则生瘀热,故现薄暮发热、手掌烦热等证象。热伤津,津液失于上濡,故唇口干燥。治疗应用温经的方法,使瘀血得温而行。温经汤中以吴茱萸、生姜、桂枝温经暖宫,阿胶、当归、川芎、芍药、丹皮和营去瘀,麦冬、半夏润燥降逆,甘草、人参补益中气,此为养正祛邪的方剂,故亦主妇人少腹寒,久不受孕或月经不调等证。

【现代应用】 如表 21－4。

表 21－4 温经汤现代应用

病 名	症 状	来 源
① 崩漏	行经量少,色紫有块,数日不净,淋漓而下,小腹寒痛,得温则舒,肢冷	《沂蒙中医》1980 年第 1 期
② 痛经	行经不畅,色紫有块,量少,小腹剧痛,得温则行,脉沉紧	《科技简报》1974 年第 3 期
③ 卵巢囊肿	行经愆期,量少色紫有块,小腹剧痛,妇科检查发现右侧穹窿饱满有块	《中医杂志》1965 年第 1 期
④ 行经量少	行经量少,过期,色紫有块,少腹刺痛,得温则减,舌淡苔白,脉象沉迟	《辽宁中医杂志》1980 第 8 期

五、土瓜根散

【组成】 土瓜根 芍药 桂枝 䗪虫各三两。

【用法】 上四味,杵为散,酒服方寸匕,日三服。

【功效】 活血通经。

【主治】 带下经水不利,少腹满痛,经一月再见者。

【方解】 经水不利或一月再见,多因瘀血内留,故致少腹满痛。此证尚可见少腹按之有硬块,月经量少,色紫有块,舌质紫黯,脉涩等。既是瘀血所致的经水不调,治当以活血通瘀为主,方用土瓜根散,以桂枝、芍药调营,土瓜根、䗪虫破瘀,瘀去则月经自调。

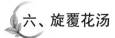 **六、旋覆花汤**

【组成】 旋覆花三两　葱十四茎　新绛少许。

【用法】 上三味,以水三升,煮取一升,顿服之。

【功效】 疏肝散结,理血通络。

【主治】 寸口脉弦而大,弦则为减,大则为芤,减则为寒,芤则为虚,寒虚相搏,此名曰革,妇人则半产漏下。

【方解】 妇人半产漏下,由肝郁气滞血瘀而致。治用旋覆花汤疏肝散结,理血通络。如肝气舒畅,瘀血通行,则漏下自止。

【现代应用】 如表21-5。

表 21-5　旋覆花汤现代应用

病　名	症　状	来　源
半产漏下	妇人妊娠流产下血或妇人月经过多	《中医学学报》1981 年第 1 期

七、大黄甘遂汤

【组成】 大黄四两　甘遂二两　阿胶二两。

【用法】 上三味,以水三升,煮取一升,顿服之,其血当下。

【功效】 通经逐水。

【主治】 妇人少腹满如敦状,小便微难而不渴,生后者。

【方解】 妇人少腹胀满,有蓄水与蓄血之区别,腹满而小便自利,则为蓄血;满而小便不利、口渴,则为蓄水。今少腹满而小便微难,口不渴,且在产后,所以说是水与血俱结在血室,治用大黄甘遂汤。方中大黄、甘遂攻逐水与血之结,阿胶补虚养血,使邪去而正气即复,以达驱邪扶正的目的。

【古代应用】 ① 治小腹满如敦状,小便微难者,小腹绞痛坚满,手不可近者。(《方机》)

② 大黄甘遂汤与抵当汤皆主小腹满,而抵当汤证,硬满而小便自利,此方证,少腹满膨而不甚硬,小便微难,以斯见瘀血与水血结滞之异。又此方不特产后,凡经水不调,男女癃闭,小腹满痛者,淋毒沉滞,霉淋小腹满痛不可忍,泄脓血者,皆能治之。(《类聚方广义》)

③ 如人小腹忽然满急,小便不利者,有速效。又男子疝,小便闭塞,小腹满痛者此方最验。(《方函口诀》)

【现代应用】 如表 21-6。

表 21-6 大黄甘遂汤现代应用

病 名	症 状	来 源
① 慢性肝炎(早期肝硬化)	腑气不通,右胁胀痛不适,下肢浮肿,二便不通,舌有紫斑,脉迟而涩	《辽宁中医杂志》1980 年第 1 期
② 水肿	腹大如鼓,小便微难,下肢浮肿	《湖北中医医案选集》第 1 辑

八、抵当汤

【组成】 水蛭三十个(熬)　虻虫三十枚(熬,去翅足)　桃仁二十个(去皮尖)　大黄三两(酒浸)。

【用法】 上四味,为末,以水五升,煮取三升,去滓,温服一升。

【功效】 攻下瘀血。

【主治】 妇人经水不利下。

【方解】 妇人经水不利下,而用抵当汤治疗,可知本证为瘀血内结所致,当应有少腹硬满结痛、大便色黑易解、小便自利、脉沉涩等征象。故用抵当汤破血逐瘀。方中水蛭、虻虫攻其瘀,大黄、桃仁下其血。

【古代应用】 ① 桃仁煎(即本方无水蛭有朴硝):治带下经闭不通。(《千金方》)

② 杏仁汤(于本方加杏仁二两):治月经不调,或一月再来,或两月三月一来,

或月前、或月后闭塞不通。(《千金方》)

③ 抵当汤证有体虚者,夫体虚者如瘀血在少腹,固不可峻攻,虽然,不攻则病不去,善哉！陈自明于此方去大黄加地黄名通经丸也,去加仅一味,而且守且攻,可谓孙吴兵法,余常常四味水煎,疗于血劳。(《方舆轨》)

④ 妇人经水不利者,弃置不治,后必发胸腹烦满,或小腹硬满,善饥健忘,悲忧惊狂等证,或酿成偏枯瘫痪,劳瘵,鼓胀,噎膈等证,遂至不起,宜早用抵当汤通畅血隧,以防后患焉。堕扑折伤,瘀血凝滞,心腹胀痛,二便不通者,经闭少腹硬满,或眼目赤肿,疼痛不能瞻视者,经水闭滞,腹底有癥,腹见青筋者,并宜此方。产后有恶露不尽,凝成块为宿患者,平素用药难收其效,须待再妊分娩之后用此方,不过十日,其块迟消。(《类聚方广义》)

【现代应用】 如表21-7。

表21-7　抵当汤现代应用

病　名	症　状	来　源
① 妇人癥瘕	腹中胀闷,拒按,触之有块,舌紫有瘀斑,脉涩	《经方实验录》
② 太阳蓄血(重)证	身黄发斑,小便自利,小腹胀满,脐下如冰,脉微而沉,苔薄有瘀斑或紫暗	《伤寒九十证》
③ 肠梗阻术后便秘	术后便秘,数日不行,矢气不转,腹胀作痛,脘闷不舒	《辽宁中医杂志》1980年第8期

九、矾石丸

【组成】 矾石三分(烧)　杏仁一分。

【用法】 上二味,末之,炼蜜和丸枣核大,内脏中,剧者再内之。

【功效】 除湿止带。

【主治】 妇人经水闭不利,脏坚癖不止,中有干血,下白物。

【方解】 病由胞宫内有瘀血,郁滞不通,故经水闭不利;瘀血不去,郁为湿热,久而腐化下注,以致时下白带。治宜先去其胞宫的湿热。用矾石为坐药,纳入阴中,除湿热止白带,带止之后,如经仍不来,则宜活血逐瘀以通经。

【古代应用】 ① 女子阴中疮,裹矾石末如枣核,内阴中。(《医心方》)

② 治经水不利，下白物者，用蛇床子、楮木皮、矾石各等分，加五倍子少许，煎洗阴中，而后纳药尤良。（《方极》）

③ 合矾石丸、蛇床子散二方，加樟脑，炼蜜和作小指大，长一寸，更用白粉为衣，盛于绵囊，内阴中良。（《类聚方广义》）

④ 治妇人阴中生疮，用杏仁、雄黄、矾石、方寸匕少许，上四味细末，和敷阴中，治阴痒方，用杏仁烧作灰，乘热绵裹纳阴中，日二易之。（《寿世保元》）

⑤ 鼻中生疮，杏仁去皮尖研烂，乳汁调搽即愈。又蛆虫入耳，杏仁杵如泥，取油滴入耳中，非出即死。（《验方新编》）

十、红蓝花酒

【组成】 红蓝花一两。

【用法】 上一味，酒一大升，煎减半，顿服一半，未止再服。

【功效】 活血祛瘀。

【主治】 妇人六十二种风，及腹中血气刺痛。

【方解】 六十二种风，是泛指一切风邪而言。因为妇人经产和产后，风邪最易袭入腹中，与血气相搏，以致经滞不行，故腹中刺痛。治用红蓝花酒，以红蓝花活血止痛，酒亦能行血，血行风自灭，故方中不再用祛风药物。

【古代应用】 ① 近效疗血晕绝不识人烦闷方，用红蓝花三两新者佳，以元灰清酒半升，童子小便半大升，煮取一大盏去滓，候稍冷服之。（《外台秘要》）

② 疗血晕绝不识人，烦闷，言语错乱，恶血不尽，腹中绞痛，胎死腹中，即本方。（《妇人大全良方》）

③ 治热病胎死腹中，红花酒煮汁饮二三盏即下。（《熊氏补遗》）

④ 治胎衣不下，方同上。（《杨氏产乳方》）

⑤ 热病胎死腹中新汲水浓煮红花和童便热饮，立效。出《本草经疏》。（《女科辑要》）

⑥ 妇人经水来前，每惯腹痛，日本俗谓之月痛，可服以沙糖汤，后用红花浸热酒服之有效。（《汉药神效方》）

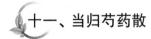 十一、当归芍药散

【组成、用法与功效】 见"妇人妊娠篇"。

【主治】 妇人腹中诸疾痛。

【方解】 妇人腹痛的原因,以气滞血凝所致者为多见,但常兼肝脾不调,其证尚有小便不利、四肢头面微肿等。治用当归芍药散通调气血,和肝脾,则腹痛自愈。

十二、小建中汤

【组成、用法与功效】 见"血痹虚劳篇"。

【主治】 妇人腹中痛。

【功效】 温里建中。

【方解】 小建中汤从药测证,应有腹痛喜按、心悸虚烦、面色无华,舌质淡红、脉涩而迟等症。用之目的,在于补气生血,使脾胃健运,气化流畅,则腹痛自止。

【古代应用】 ① 加味建中汤(即本方加当归、琥珀、木香):治女人虚劳腹痛。(《朱氏集验方》)

② 大加减建中汤(于本方去胶饴,加黄芪、当归、川芎、白术):治妇人产后胎前一切虚损,月事不调,脐腹疼痛,往来寒热,自汗口中烦渴。(《施园端效方》)

十三、肾气丸

【组成与用法】 见"血痹虚劳篇"。

【功效】 温肾利水。

【主治】 妇人饮食如故,烦热不得卧,而反倚息者,何也?师曰:此名转胞不得溺也,以胞系了戾,故致此病,但利小便则愈。

【方解】 转胞是由于肾气虚弱,膀胱气化不行所致。其主证为脐下急痛,小便不通,病不在胃,故饮食如故。病在于膀胱,故不得溺。水气不化,阳浮于上,故烦热。水气不下,饮邪上逆,故倚息不得卧。治疗方法,当用肾气丸振奋肾气,使气化复常,小便通利,则其病自愈。

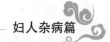

【现代应用】 如表21-8。

表 21-8 肾气丸现代应用

病　名	症　状	来　源
① 产后尿潴留	产后溲解不利,需导尿方行,小腹胀满,腰痛,口干不渴	《广东医学》1964 年第 3 期
② 妊娠转胞	妊娠八月小便先不利后不通	《杂病治验》
③ 不孕症	妇人肾亏,经来腰痛腹痛,面色萎黄,少腹拘急	《广西中医药》1979 年第 1 期

十四、蛇床子散

【组成】 蛇床子仁。

【用法】 上一味,末之,以白粉少许,和令相得,如枣大,绵裹内之,自然温。

【功效】 祛阴中寒湿。

【主治】 妇人阴寒,温阴中坐药。

【方解】 妇人只提到阴寒,但从药测证,应有带下、腰中重坠,阴内瘙痒、病人自觉阴中冷等证状,故用蛇床子散作为坐药,直接温其受邪之处,以逐阴中寒湿。

【古代应用】 ① 如圣丹:治妇人赤白带下,月经不来,用蛇床子、枯矾等分为末,醋作面糊丸如弹子大,胭脂为衣,绵裹纳入阴户中,如热极,再换,日一次。(《儒门事亲》)

② 治妇人阴痒,蛇床子一两,白矾二钱,煎汤频洗。(《集简方》)

③ 男子阴肿胀痛,蛇床子末,鸡子黄调敷之。(《永类方》)

④ 痔疮肿痛不可忍,蛇床子煎汤熏洗。(《简便方》)

⑤ 阴户生疮或痒,或痛,或肿,地骨皮、蛇床子煎水常洗甚效。又:阴挺,用蛇床子五钱,真乌梅九个,煎水熏洗。(《验方新编》)

⑥ 通真论疗妇人子门冷坐医法,蛇床子四分,茱萸六分,麝香二钱,上三味捣散,蜜丸,绵如酸枣,内之,下恶物为度。(《外台秘要》)

⑦ 葛氏方:妇人阴苦痒瘙者方,蛇床草节刺,烧作灰,内阴中。(《医心方》)

⑧ 蛇床子散：治下白物，阴中痹，或有小疮者。雉间焕云：宜先洗阴中，而后纳药。法如矾石丸方，又治阴中肿药。(《方极》)

十五、狼牙汤

【组成】 狼牙三两。

【用法】 上一味，以水四升，煮取半升，以绵缠筋如茧，浸汤沥阴中，日四遍。

【功效】 燥湿清热。

【主治】 少阴脉滑而数者，阴中生疮，阴中蚀疮烂者。

【方解】 少阴为肾脉，阴中为肾窍。脉滑数主有湿热，湿热下注聚于前阴，郁积腐蚀，致糜烂成疮。治用狼牙汤洗涤阴中，以燥湿清热。

【古代应用】 ① 治阴中痒入骨困方(《外台》引作疗妇人阴虫疮方)：狼牙两把，以水五升，煮取一升，洗之，一日五六度。(《千金方》)

② 崔氏疗阴痒痛不可忍方，取狼牙蛇床子，煮作汤洗，日三。(《外台秘要》)

③《古今录验》疗妇人阴蚀，若中烂伤，狼牙汤方。狼牙三两，㕮咀，以水四升，煮取半升，去滓，内苦酒和鸡子黄一杯，煎沸适寒温，以绵濡汤以沥疮中，日四五度即愈。(《外台秘要》)

【现代应用】 如表 21－9。

表 21－9 狼牙汤现代应用

病　名	症　状	来　源
阴痒	肝经湿热下注，阴痒难忍，溲解湿热色黄	《江西医药》1964 年第 4 期

十六、猪膏发煎

【组成】 猪膏半斤　乱发如鸡子大三枚。

【功效】 活血通便润燥。

【主治】 胃气下泄，阴吹而正喧，此谷气之实也，膏发煎导之。

【方解】 阴吹正喧，病因大便秘结，压迫阴道变窄，浊气通过变窄之处，发出声音,此为胃家实证,治用猪膏发煎,以润导大便,大便通利,阴吹自然消失。

【现代应用】 如表21-10。

表21-10 猪膏发煎现代应用

病　名	症　状	来　源
阴吹	便结浊气下注,从阴道而出。便结不畅,阴吹常作,甚则肛裂下血,舌苔黄,脉弦滑	《成都中医学院学报》1980年第1期

十七、小儿疳虫蚀齿

【组成】 雄黄　葶苈。

【用法】 上二味,末之,取腊月猪脂镕,以槐枝绵裹头四五枚,点药烙之。

【功效】 杀虫。

【方解】 本方雄黄、葶苈、猪脂、槐枝,有通气行血,消肿杀虫的功能。俟油脂初镕,乘热在局部烙之,杀其蚀虫,此证本于外感未解,邪火熏灼,热极生风,风化而生虫;亦由饮食不洁,而滋其增长所致。

附录　金匮方歌

痉湿暍篇

1. 瓜蒌桂枝汤

> 桂枝汤治太阳痉，
> 芍药甘草姜枣寻，
> 加入瓜蒌能润燥，
> 身强几几脉迟沉。

【注解】　本方是由桂枝、芍药、甘草、生姜、大枣、瓜蒌根组成。有祛风解肌、润燥缓急的作用。主治痉病邪在太阳表虚津液不足。其证头痛，恶风发热，汗出，身体强几几然，脉象沉迟。方中用桂枝汤祛风解肌，瓜蒌根生津润燥缓急解痉。

2. 葛根汤

> 葛根汤中用麻黄，
> 二味加入桂枝汤，
> 太阳无汗小便少，
> 气冲不语痉为刚。

【注解】　本方是由桂枝汤加入麻黄、葛根而组成。有发汗解痉的作用。主治痉病邪在太阳，表实刚痉。其证太阳病无汗，小便反少，气上冲胸，口噤不得语。方中用桂枝汤祛风解肌，麻黄散寒发汗，葛根清热解痉。

3. 大承气汤

> 大承气汤用芒硝，
> 枳实大黄厚朴饶，
> 胸满口噤必龂齿，
> 卧不着席脚挛效。

【注解】　本方是由芒硝、大黄、枳实、厚朴组成。有泻热存阴的作用。主治痉病阳明热盛，风邪内动，化燥成实。其证胸满，口噤，卧不着席、脚挛急，必龂齿。（大便秘结，舌苔黄燥，脉沉实）方中厚朴、枳实除满，大黄、芒硝泻热通便。

4. 麻黄加术汤

> 麻黄汤中用桂枝，
> 甘草杏仁四般施，
> 加入白术治寒湿，
> 身体疼痛发汗是。

【注解】　本方是由麻黄、桂枝、甘草、杏

仁、白术组成。有发汗解表,散寒除湿的作用。主治寒湿在表实证,其证身体疼痛烦躁不安。(发热,恶寒无汗,脉浮数)方中用麻黄汤发汗散寒,加白术去除湿邪。

5. 麻杏苡甘汤

麻黄杏仁苡甘汤,
一身尽疼风湿伤,
发热日晡病所剧,
祛风除湿第一方。

【注解】　本方是由麻黄、杏仁、薏苡仁、甘草组成。有祛风宣湿的作用。主治风湿在表表实证,其证一身尽痛,发热,日晡所剧。方中麻黄祛风解表化湿,薏苡仁清热利湿,杏仁宣肺气,甘草和中。

6. 防己黄芪汤

防己黄芪汤甘草,
白术生姜与大枣,
风湿风水身肿重,
汗出恶风脉浮要。

【注解】　本方是由防己、黄芪、甘草、白术、生姜、大枣组成。有祛风湿(风水)、固卫气的作用。主治风湿在表表虚,证见脉浮身重,汗出恶风;亦治风水表虚,肢体浮肿病。方中用黄芪固表补虚,防己除湿去风(消肿),白术、甘草健脾除湿,生姜、大枣调和营卫。

7. 桂枝附子汤、白术附子汤

桂枝附子汤生姜,
甘草大枣风湿方,
身体疼烦难转侧,

脉来虚浮带涩象。
若去桂枝加白术,
便坚溲利里阳伤。

【注解】　本方是由桂枝、生姜、附子、甘草、大枣组成。有祛风除湿、温表阳的作用。主治风湿在表,表阳不足证。其证身体疼烦,不能自转侧,脉浮虚而涩者。方中用桂枝祛风除湿温阳,附子通阳温经解痛,甘草和中,姜枣调和营卫。若大便坚,小便自利,为风湿在表,里阳不足,所以去桂枝加白术,除湿而温里阳。

8. 甘草附子汤

甘草附子治风湿,
再加桂枝与白术,
骨节疼烦难屈伸,
汗出短气近痛剧。

【注解】　本方是由附子、甘草、桂枝、白术组成。主治风湿在表,表里阳虚证。其证骨节疼烦掣痛,不得屈伸,近之则痛剧,汗出短气,小便不利,恶风不欲去衣,或身微肿者。方中用附子温阳解痛,桂枝去风化气,白术除湿健脾,甘草和中。

9. 白虎加人参汤

白虎汤中用石膏,
知母粳米生甘草,
加入人参能益气,
中暍身热脉微小。

【注解】　本方是由石膏、知母、粳米、甘草、人参组成。有清热益气的作用。主治中暍阳明热盛,正气虚弱证,汗出恶风,身热而渴。(大热,大渴,大汗,脉细弱)方中用白虎 汤清热降火,人参益气扶正。

百合狐惑阴阳毒、疟疾、历节篇

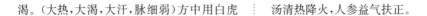

1. 百合地黄汤

> 百合地黄两味方,
> 欲行不安食不香,
> 寒热似无常默然,
> 虚热内生心肺伤。

【注解】 本方由百合、地黄组成。有养心润肺清热的作用。主治百合病,心肺阴虚。其证意欲食复不能食,常默然,欲卧不得卧,欲行不得行,饮食或有美时,或有不用闻食臭时如寒无寒,如热无热,口苦小便赤。方中用百合清肺养阴润燥,地黄养心清热凉血。

2. 甘草泻心汤

> 甘草泻心黄连芩,
> 干姜半夏寒人参,
> 狐惑病机心湿热,
> 上蚀咽喉下蚀阴。

【注解】 本方由甘草、黄连、黄芩、干姜、半夏、大枣、人参组成。有清热燥湿的作用。主治狐惑病,湿热在心证。其证状如伤寒,默默欲眠,目不得闭,卧起不安,蚀于喉为惑,蚀宁阴为狐,不欲饮食,恶闻食臭,其面目乍赤、乍黑、乍白。蚀于上部则声喝。方中用甘草、黄连、黄芩清热解毒,干姜、半夏辛温燥湿,大枣、人参健脾扶正。

3. 赤小豆当归散

> 赤豆当归狐惑方,

> 目赤眦烂肝火旺,
> 先血后便为近血,
> 利湿排脓活血商。

【注解】 本方由赤小豆、当归组成。有利湿排脓、和血化瘀的作用。主治狐惑病肝经湿热上冲,其证脉数,微烦,默默但欲卧,汗出目赤,重则四眦赤烂。至于便血证,先血后便为近血,亦可用此方治疗。

4. 升麻鳖甲汤

> 升麻必甲用雄黄,
> 甘草当归蜀椒上,
> 阳毒面赤斑如锦,
> 阴毒身痛如被杖。

【注解】 本方由升麻、当归、蜀椒、雄黄、甘草、鳖甲组成。有清热解毒、活血化瘀的作用。主治阳毒,面赤斑斑如锦纹,咽喉痛;亦治阴毒面目青,身痛如被杖。方中用升麻、甘草、雄黄清热解毒,当归、鳖甲滋阴化瘀,蜀椒温阳杀虫。

5. 鳖甲煎丸

> 鳖甲煎丸硝黄芩,
> 柴归姜芍韦朴葶,
> 丹麦紫参扇鼠胶,
> 蜂蘆蜣夏射桃仁。

【注解】 本方由鳖甲、乌扇、黄芩、柴胡、鼠妇、干姜、大黄、芍药、桂枝、葶苈、石韦、厚朴、牡丹、瞿麦、紫葳、半夏、人参、蘆虫、阿胶、蜂窝、赤硝、蜣螂、桃仁组成。有软坚消瘀,扶正祛邪的作用。主治久疟不愈,胁下有包块名叫疟母。方中主要是用鳖甲软坚消痞,养血滋阴;䗪虫、桃仁、大黄等活止化瘀;柴胡、白芍、黄芩和解少阳;厚朴理气导滞;人参、阿胶、当归补气养血,扶正祛邪。

6. 白虎加桂枝汤

白虎汤中加桂枝,
温疟无寒但热治,
骨节疼烦时欲吐,
里当清热外解肌。

【注解】　本方由白虎汤加桂枝组成。有清热解表的作用。主治温疟邪在太阳未解,阳明热盛证。其证脉弦数,身无寒但热,骨节疼烦,时呕。方中用白虎汤清阳明里热,加桂枝散太阳表邪。

7. 蜀漆散

蜀漆散中用蜀漆,
加入云母与龙骨,
疟多寒者名牝疟,
截疟助阳扶正捷。

【注解】　本方由蜀漆、云母石、龙骨组成。有截疟助阳扶正的作用。主治牝疟阴寒偏盛证。其证寒多热少,或无热,脉弦迟。方

中用蜀漆祛痰截疟,龙骨、云母石助阳扶正,镇静安神。

8. 桂枝芍药知母汤

桂枝芍药知母汤,
甘草白术与生姜,
麻黄附子及防风,
肢节疼痛身体尪。

【注解】　本方由桂枝、芍药、知母、甘草、白术、生姜、麻黄、附子、防风组成。有散寒、祛风、除湿的作用。主治历节风寒湿杂至化热。其证诸肢节疼,身体尪羸,脚肿如脱头眩短气,温温欲吐。方中用桂枝麻黄祛风散寒,清热除湿;赤芍、知母清热活血;附子温经解痛;白术、防风除湿宣痹;生姜温中止吐,甘草和胃。

9. 乌头汤

乌头汤中用麻黄,
芍药甘草黄芪良,
历节疼痛不屈伸,
脚气疼痛亦可尝。

【注解】　本方由乌头、芍药、甘草、麻黄、黄芪组成。有散寒温经宣痹祛风的作用。主治寒湿历节,关节剧烈疼痛,不得屈伸。方中用麻黄发汗宣痹,黄芪补气固表,乌头祛寒解痛,白蜜甘缓解痛,芍药配甘草缓急解痛。

血痹虚劳篇

1. 黄芪桂枝五物汤

黄芪桂枝五物汤,

芍药大枣同生姜,
血痹寸微尺中紧,
身体不仁如痹状。

【注解】 本方由黄芪，桂枝，芍药，大枣，生姜组成。有补气行血、温阳宣痹的作用。主治血痹气虚外风侵袭，证见身体不仁，如风痹状。方中用黄芪补气行血，桂枝温阳活络，生姜温阳行痹，芍药活血养血。

2. 桂枝龙骨牡蛎汤

桂枝龙骨牡蛎汤，
芍药甘草大枣姜，
少腹弦急阴头寒，
目眩发落失精恙。

【注解】 本方由桂枝汤加龙骨、牡蛎组成。有调和阴阳、镇潜涩精的作用。主治阳虚失精。其证，阴头寒，目眩发落，脉极虚芤迟。方中桂枝汤温阳，加龙骨、牡蛎潜阳涩精。

3. 小建中汤、黄芪建中汤

小建中汤芍药多，
桂姜甘草饴枣和，
虚劳里急腹中痛，
加入黄芪诸虚求。

【注解】 本方由芍药、桂枝、甘草、饴糖、大枣、生姜组成。有建中补脾、益胃散寒的作用。主虚劳脾胃虚寒与阴阳两虚证及虚劳里急，诸不足。其证里急，悸，衄，腹中痛，梦失精，四肢酸疼，手足烦热。方中用甘草、大枣、饴糖建中缓急，调补脾胃；芍药敛阴和阳；生姜、桂枝温阳暖胃；或加黄芪补中益气。

4. 肾气丸

肾气丸中干地黄，

山药山萸桂附良，
茯苓泽泻与丹皮，
肾虚不足先温阳。

【注解】 本方由地黄、山药、山萸、泽泻、茯苓、丹皮、桂枝、附子组成。有温补肾阳、化气利水的功用。主治虚劳肾阳不足。其证腰痛，少腹拘急，小便不利。方中用地黄、山茱萸、丹皮滋补肾阴，山药、茯苓、泽泻健脾利水，桂枝、附子温补肾阳。

5. 薯蓣丸

薯蓣地黄归芍芎，
参苓术草桂防风，
曲麦柴桔杏豆卷，
姜枣阿胶白蔹用。

【注解】 本方由薯蓣、当归、桂枝、麦曲、干地黄、豆黄卷、甘草、人参、芎䓖、芍药、白术、麦冬、杏仁、柴胡、桔梗、茯苓、阿胶、干姜、白蔹、防风、大枣组成。有调补脾胃、养血益气之功。主治虚劳诸不足，血气虚，风气百疾。

6. 酸枣仁汤

酸枣仁汤知母用，
甘草茯苓与川芎，
虚劳虚烦不得眠，
阴虚内热有奇功。

【注解】 本方由酸枣仁、知母、甘草、茯苓、川芎组成。有养肝清热、宁心安神的作用。主治虚劳阴虚内热，烦躁失眠多梦。方中用枣仁养肝安神，茯苓、甘草养心安神，川芎理气疏肝，知母养阴降火。

7.大黄䗪虫丸

大黄䗪虫杏桃仁，
地黄芍药甘黄芩，
干漆水蛭蛴螬虫，
五劳虚极瘀血停。

【注解】　本方由大黄、黄芩、甘草、桃仁、杏仁、芍药、干地黄、干漆、虻虫、水蛭、蛴螬、䗪虫组成。有扶正消瘀、缓中补虚的作用。主治虚劳瘀血内停，其证腹满不能食，肌肤错甲，两目黯黑。方中用大黄、诸虫、桃仁行血祛瘀，甘草、芍药、地黄缓中补虚，黄芩以清虚热，杏仁开肺理气。

肺痿肺痈咳嗽上气篇

1.甘草干姜汤

甘草干姜温肺方，
肺痿虚寒力能匡，
口吐涎沫而不咳，
遗尿便数头眩状。

【注解】　本方由干姜、甘草组成。有温肺复气的作用。主治虚寒肺痿。其证吐涎沫，头眩，遗尿，小便数。方中用甘草甘温补气，干姜辛温温肺。

2.射干麻黄汤

射干麻黄汤细辛，
紫菀款冬半夏称，
生姜五味和大枣，
咳嗽喉中水鸡声。

【注解】　本方由射干、麻黄、生姜、细辛、紫菀、款冬花、五味子、大枣、半夏组成。有温肺化饮、平喘止咳的作用。主治寒饮蕴肺，肺失宣降，或有发热，恶寒表证。方中用麻黄、细辛、生姜温肺化饮，紫菀、款冬、射干、半夏化痰止咳平喘，五味子、大枣敛肺补气。

3.皂荚丸

皂荚蜜丸梧子大，
枣膏调和汤服下，
咳嗽上气时吐浊，
但坐不卧效堪垮。

【注解】　本方由皂荚与蜜组成。有开壅除痰、去痰顺气的作用。主治浊痰壅肺，肺气不利。其证咳嗽上气，时吐浊痰，但能坐不能平卧。方中用皂荚开壅，蜜丸枣膏调胃健脾。

4.厚朴麻黄汤

厚朴麻黄汤石膏，
杏仁半夏小麦邀，
干姜细辛五味子，
咳嗽脉浮服之效。

【注解】　本方由厚朴、麻黄、石膏、杏仁、半夏、干姜、细辛、小麦、五味子组成。有温肺清热、除满补虚的作用。主治寒饮蕴肺，久郁化热。其证咳嗽上气，胸满，脉浮者。方中用干姜、细辛温肺化饮，石膏清热肃肺，麻黄、杏仁宣肺平喘，五味子敛肺益阴，厚朴、半夏化痰除满,小麦补肺养心。

5. 泽漆汤

> 泽漆汤中用黄芩,
> 紫菀白前与人参,
> 半夏生姜桂甘草,
> 咳而脉沉水气甚。

【注解】 本方由半夏、紫菀、泽漆、生姜、白前、甘草、黄芩、人参、桂枝组成。有宣肺健脾、逐水温阳的作用。主治水饮内停,上迫于肺,脾虚失运,膀胱不利。证见咳嗽上气,脉沉,或肢体浮肿,腹满,小便不利。方中用泽漆逐水消肿,桂枝通阳利水,生姜、半夏化痰降逆,黄芩清热降火,紫菀、白前止咳平喘,人参、甘草健脾扶正。

6. 麦门冬汤

> 麦门冬汤参甘草,
> 半夏粳米配大枣,
> 火逆上气咽不利,
> 止逆下气阴虚好。

【注解】 本方由麦冬、半夏、人参、甘草、粳米、大枣组成。有滋阴降火、益胃生津的作用。主治肺痿,咳嗽上气,阴虚火逆证。证见咳嗽上气,咽喉不利,舌红苔少,脉细数等。

7. 葶苈大枣泻肺汤

> 葶苈大枣泻肺汤,
> 肺痈咳嗽胸满胀,
> 倚息喘促不得卧,
> 痰饮脓浊尽驱荡。

【注解】 本方由葶苈与大枣组成。有泻

肺逐水排脓的作用。主治浊痰壅肺,肺失肃降。证见肺痈,喘不得卧,或胸满,一身面目浮肿。方中用葶苈泻肺逐水排脓,大枣甘温而补脾保肺,防止葶苈过泻而伤正气。

8. 桔梗汤

> 桔梗汤中甘草用,
> 咳嗽胸满属肺痈,
> 振寒脉数咽干燥。
> 浊痰腥臭久吐脓。

【注解】 本方由桔梗、甘草组成。有排脓解毒的作用。主治肺痈,瘀热成脓。证见咳而胸满,振寒脉数,咽干不渴,时出浊唾腥臭,久久吐脓如米粥者。方中用桔梗排脓化痰,甘草清热解毒。

9. 越婢加半夏汤

> 越婢汤中加半夏,
> 解表清热化痰佳,
> 咳而上气为肺胀,
> 喘目如脱脉浮大。

【注解】 本方由麻黄、石膏、生姜、大枣、甘草、半夏组成。有发汗清热、宣肺化饮的作用。主治风热外感,痰饮内蕴。证见喘咳,目如脱状,脉浮大。方中用麻黄解表宣肺,半夏温化痰饮,石膏清热肃肺,生姜、大枣调和营卫,甘草和中止咳。

10. 小青龙加石膏汤

> 小青龙加石膏汤,
> 化痰清热温肺方,
> 烦躁而咳脉浮大,

心下有水肺气伤。

【注解】 本方由小青龙汤加石膏组成。有散寒解表、化饮清热的作用。主治外寒内饮。证见咳而上气,烦躁而喘,脉浮。方中用小青龙汤解表温肺化饮,石膏清热除烦。

11. 苇茎汤

苇茎汤是千金方,

桃仁薏仁瓜瓣相,

瘀热内结成肺痈,

咳嗽烦热胸满胀。

【注解】 本方由芦根、薏仁、桃仁、冬瓜仁组成。有清热化瘀、消痈排脓的作用。主治瘀热成脓,肺失清肃。证见咳有微热,烦满,吐腥臭脓。方中用芦根清热肃肺,桃仁活血消痈,冬瓜仁、薏苡仁排脓消肿。

奔豚、胸痹心痛篇

1. 奔豚汤

奔豚汤中用黄芩,

当归川芎甘李根,

白芍半夏生甘草,

生姜葛根治奔豚。

【注解】 本方由甘草、芎䓖、当归、半夏、黄芩、生葛、芍药、生姜、李根白皮组成。有舒肝解郁、清热降逆的作用。主治肝气内郁,少阳不和的奔豚病。证见气上冲胸,腹痛,往来寒热。方中用李根疏肝下气,黄芩、生葛清解少阳,当归、白芍、川芎调和肝脾,生姜、半夏、甘草降逆和胃。

2. 桂枝加桂汤

桂枝汤中再加桂,

气从少腹上至喉,

发汗烧针令其汗,

温肾平冲功能奏。

【注解】 本方由桂枝汤再加肉桂组成。有调和阴阳、温肾平冲的作用。主治伤寒过汗伤阳。证见气从少腹上至心,发为奔豚病。方中用桂枝汤调和营卫,加肉桂温肾平冲。

3. 茯苓桂枝甘草大枣汤

茯苓桂枝与甘草,

通阳利水加大枣,

发汗之后脐下悸,

欲作奔豚服之消。

【注解】 本方由茯苓、桂枝、甘草、大枣组成。有通阳利水、降逆平冲的作用。主治发汗后伤阳,脐下动悸,欲作奔豚。方中用茯苓补心利水,桂枝通阳平冲,甘草、大枣和胃缓急。

4. 瓜蒌薤白白酒汤、瓜蒌薤白半夏汤

瓜蒌薤白白酒汤,

豁痰下气温通阳;

加入半夏降逆气,

胸痛彻背总堪尝。

【注解】 本方由瓜蒌实、薤白、白酒组成。有豁痰下气通阳的作用。主治阳气不足,阴邪停聚证。证见咳唾、胸背痛,短气,寸口脉沉迟,关上小紧数。方中瓜蒌实开胸中痰结,薤白通阳下气,白酒温阳宽胸。若加半夏化痰降逆,则治胸痹痰浊重症,其证为胸痹不得卧,心痛彻背者。

5.枳实薤白桂枝汤

枳实薤白桂枝汤,
瓜蒌厚朴组成方,
气与痰结逆抢心,
心中痞气胸痛胀。

【注解】 本方由枳实、厚朴、薤白、桂枝、瓜蒌实组成。有理气化痰、通阳宣痹的作用。主治气与痰结的胸痹证。证见心中痞气,胸满,胁下逆抢心。方中用厚朴、枳实理气宽胸,瓜蒌化痰宣痹,桂枝、薤白通阳。

6.人参汤

人参汤名原理中,
白术甘草干姜用,
心脾阳虚胸痹痛,
心中痞气逆上冲。

【注解】 本方由人参、甘草、白术、干姜组成。有补气养心、温阳健脾固脱的作用。主治心脾阳虚的胸痹心痛证。证见心中痞气,胸满,胁下逆抢心,或心痛脉细微。方中用人参补气养心(固脱),甘草、白术健脾缓痛,干姜散寒温阳。

7.茯苓杏仁甘草汤、橘枳姜汤

茯苓杏仁甘草汤,

胸塞短气肺气伤;
橘枳姜汤治在胃,
同病异治证一样。

【注解】 茯苓杏仁甘草汤有宣肺化饮的作用。主治痰饮蕴肺,肺气失宣的胸痹证。证见胸中气塞,短气,咳嗽吐痰。方中用茯苓化饮,杏仁宣肺,甘草和中。

橘枳姜汤有和胃降逆的作用。主治饮停于胃,胃气上逆的胸痹症。证见胸中气塞、短气,呕吐,脘闷,食少。方中用橘皮理气,枳实除满,生姜温胃。

8.薏苡附子散

薏苡附子治胸痹,
寒湿内阻阳不通,
急时痛剧缓时解,
温阳除湿自见功。

【注解】 本方由薏苡仁与附子组成。有回阳温中、祛寒利湿的作用。主治阳气内衰,寒湿内盛的胸痹。证见胸痹心痛,时缓时急。方中用附子回阳温中散寒,薏苡仁祛湿健脾。

9.桂枝生姜枳实汤

桂枝生姜枳实汤,
理气散寒温阳方,
心胸牵引似悬痛,
胃中痞闷诸逆伤。

【注解】 本方由桂枝、生姜、枳实组成。有通阳散寒、温胃开结的作用。主治水饮与寒邪停于胃中。证见心中痞,心悬痛。方中用桂枝、生姜通阳散寒,振奋胃气;枳实开结下气去满。

10. 乌头赤石脂丸

乌头赤石脂丸方，
蜀椒附子及干姜，
心痛彻背背彻心，
阴寒痼结力能匡。

【注解】　本方由蜀椒、乌头、附子、干姜、赤石脂组成。有逐寒解痛、温阳调中的作用。主治胸阳衰弱，阴寒内盛的胸痹。证见心痛彻背，背痛彻心。方中用乌头、附子回阳镇痛，干姜、蜀椒温中散寒，赤石脂温涩调中。

腹满寒疝宿食、五脏风寒积聚篇

1. 厚朴七物汤

厚朴七物桂大黄，
枳实厚朴枣生姜，
腹满发热脉浮数，
解表攻里两法彰。

【注解】　本方由厚朴、甘草、大黄、大枣、枳实、桂枝、生姜组成。有外解太阳、内攻阳明的作用。主治腹满邪在太阳未解，阳明里热渐结。其证病腹满，发热十日，脉浮而数，饮食如故。方中用桂枝汤去芍药，以解太阳之邪，小承气汤攻下阳明。

2. 附子粳米汤

附子粳米汤甘草，
再加半夏和大枣，
腹中雷鸣痛如切，
胸胁逆满呕吐调。

【注解】　本方由附子、半夏、粳米、甘草、大枣组成。有散寒降逆、温阳止痛之功。主治肠胃虚寒腹痛。证见雷鸣切痛，胸胁逆满，呕吐。方中用附子温阳散寒止痛，半夏降逆止吐，甘草、大枣、粳米缓急止痛。

3. 厚朴三物汤

厚朴三物用大黄，
枳实导滞通便良，
腹满疼痛大便闭，
积滞内停热结肠。

【注解】　本方由厚朴、大黄、枳实组成。有行气破结，泻热导滞作用。主治腹满实热内结，积滞不通。证见腹中疼痛胀满，大便秘结不通。方中重用厚朴行气导滞，枳实理气除满，大黄清热通便。

4. 大柴胡汤

大柴胡汤白芍姜，
枳实芩夏枣大黄，
心下胀满按之痛，
攻下阳明和少阳。

【注解】　本方由柴胡、黄芩、芍药、半夏、枳实、大黄、大枣、生姜组成。有和解少阳，攻下阳明的作用。主治腹满少阳阳明合病。证见心下满痛，往来寒热，大便秘结。方中用柴胡、黄芩、半夏、生姜、大枣和解少阳,用大黄、枳实、芍药攻下阳明。

5. 大建中汤

> 大建中汤用人参,
> 干姜蜀椒饴糖称,
> 心胸寒痛呕不食,
> 上下疼痛不可近。

【注解】 本方由蜀椒、干姜、人参、饴糖组成。有温里散寒、补气建中的作用。主治中焦虚寒,脾胃阳虚的腹痛。证见心胸中大寒痛,呕不能饮食,腹中寒上冲皮起,出现有头足,上下痛而不可触近。方中用蜀椒、干姜温里散寒,人参、饴糖温补脾胃,大建中气。

6. 大黄附子汤

> 大黄附子用细辛,
> 胁下偏痛脉弦紧,
> 寒实内结宜温下,
> 寒散积除痛自尽。

【注解】 本方由大黄、附子、细辛组成。有温下寒积的作用。主治寒实内结腹痛。证见胁下偏痛发热,其脉紧弦。方中用附子、细辛温中散寒,大黄泻下寒积。

7. 赤丸

> 赤丸茯苓与半夏,
> 乌头细辛加朱砂,
> 脾肾虚寒饮上逆,
> 腹痛呕吐肢厥佳。

【注解】 本方由茯苓、半夏、乌头、细辛组成。有散寒降逆、解痛利水的作用。主治阴寒内盛,脾肾阳虚的腹痛。证见腹痛剧烈,手足厥逆,脉沉迟。方中用乌头、细辛散寒解痛,茯苓、半夏降逆利水。

8. 大乌头煎

> 大乌头煎蜜煮成,
> 寒疝为病阴寒盛,
> 绕脐疼痛自汗出,
> 手足厥冷脉沉紧。

【注解】 本方由乌头与蜜组成。有温阳散寒解痛的作用。主治寒疝阴寒内盛,证见绕脐痛,自汗出,手足逆冷,其脉沉紧。方中用乌头温阳散寒解痛,白蜜解毒缓痛补中。

9. 当归生姜羊肉汤

> 当归生姜羊肉汤,
> 寒疝腹痛里急商,
> 若是产后腹中痛,
> 病为虚寒亦此方。

【注解】 本方有温中散寒、补血解痛的作用。主治寒疝和妇人产后血虚寒痛。其痛隐隐,绵绵作痛,喜按,脉象虚弦而迟。方中用当归、羊肉养血补虚,生姜温里散寒。

10. 乌头桂枝汤

> 乌头加入桂枝中,
> 寒疝厥逆腹中痛,
> 手足不仁身烦疼,
> 灸刺不治始可用。

【注解】 本方由桂枝汤加入乌头组成。有解表散寒,温中止痛的作用。主治寒疝表里俱寒。证见腹中痛,逆冷,手足不仁,身疼痛。方中用桂枝汤解表散寒,乌头温阳止痛。

11. 瓜蒂散

瓜蒂散中赤小豆,
宿食内停上脘留,
泛泛欲吐嗳腐气,
因势利导涌吐投。

【注解】 本方由瓜蒂与赤小豆组成。有涌吐宿食的作用。主治饮食内伤,停滞在上脘。证见泛泛欲吐,嗳腐吞酸,或腹脘疼痛。方中瓜蒂味苦,赤豆味酸,能涌吐胸脘中的积食痰饮。

12. 旋覆花汤

旋覆花汤新绛葱,
气滞血瘀肝着用,
下气散结通血脉,
痞满疼痛欲蹈胸。

【注解】 本方由旋覆花、葱茎、新绛组成。有下气散结、活血通络的作用。主治肝着,其人常欲蹈其胸上,先未苦时,但欲饮热。方中旋覆花下气散结,新绛活血化瘀,葱茎通其阳气。

13. 麻仁丸

麻仁丸中杏芍药,
枳实大黄与厚朴,
胃强热盛脾津伤,
大便坚秘为脾约。

【注解】 本方由麻仁、芍药、枳实、大黄、厚朴、杏仁组成。有清热润肠通腑的作用。主治趺阳脉浮而涩,浮则胃气强,涩则小便数,浮涩相搏,大便则坚,其脾为约。方中用麻仁、杏仁润肠通便,白蜜润肠生津,大黄、朴枳清热通腑,芍药养阴和血。

14. 肾着汤

肾着汤内用干姜,
茯苓甘草白术襄,
身重腹痛腰中冷,
亦名甘姜苓术汤。

【注解】 本方由甘草、白术、干姜、茯苓组成。有健脾利水温中散湿的作用。主治肾着之病,其人身体重,腰中冷,如坐水中,形如水状,腰以下冷痛,腹重如带五千钱。方中用干姜温中散寒,茯苓、白术、甘草健脾化湿。

痰饮咳嗽篇

1. 苓桂术甘汤

苓桂术甘治痰饮,
胸胁苦满目眩晕,
温阳化饮健脾胃,
一切痰饮此为珍。

【注解】 本方由茯苓、桂枝、白术、甘草组成。有健脾化气利水的作用。主治心下有痰饮,胸胁支满,目眩。方中用茯苓淡渗利水,桂枝通阳化气,白术健脾化痰,甘草和中益气。

2. 甘遂半夏汤

甘遂半夏汤甘草，
芍药和蜜留饮消，
心下坚满脉沉伏，
扶正逐水攻补好。

【注解】 本方由甘遂、半夏、芍药、甘草、白蜜组成。有攻逐水饮的作用。主治留饮在心下。证见心下满坚，大便秘，小便不利。方中用甘遂攻逐水饮，半夏散结化痰，芍药、甘草补气养血，白蜜解毒缓攻。

3. 十枣汤

十枣汤中用芫花，
大戟甘遂逐水佳，
水饮停胸名悬饮，
胸痛脉弦效堪夸。

【注解】 本方由大枣、芫花、大戟、甘遂组成。有攻逐水饮的作用。主治悬饮水饮停留在胸胁。证见咳嗽气喘，胸闷疼痛，脉沉弦。方中用芫花、大戟、甘遂攻下水饮，大枣健脾扶正，并防攻下过度伤脾。

4. 大青龙汤

大青龙汤桂麻黄，
杏草石膏枣生姜，
溢饮肢肿身疼重，
发汗清热两法彰。

【注解】 本方由桂枝、麻黄、杏仁、甘草、石膏、生姜、大枣组成。有发汗清热驱饮的作用。主治溢饮病，水饮溢于肢体。证见身体疼重，或浮肿，发热无汗。方中用麻黄、桂枝发汗解表，石膏清热除烦，杏仁宣肺，甘草和中，生姜、大枣调和营卫。

5. 小青龙汤

小青龙汤桂麻黄，
甘芍细味半干姜，
支饮咳逆不得卧，
溢饮身疼发汗当。

【注解】 本方由桂枝、麻黄、甘草、芍药、细辛、五味子、干姜、半夏组成。有温肺化饮、止咳平喘的作用。主治溢饮身体疼重，支饮咳逆倚息不得卧。方中用麻黄、桂枝发汗宣肺，五味、干姜、细辛开敛肺气，白芍、甘草酸甘养肺，半夏化痰去饮。

6. 木防己汤、木防己去石膏加茯苓芒硝汤

木防己汤用石膏，
桂枝人参支饮消，
支饮喘满脉沉紧，
实者去膏加苓硝。

【注解】 木防己汤由木防己、桂枝、人参、石膏组成。有通阳行水、扶正散结的作用。主治支饮水饮内伤肺肾。证见喘满，心下痞坚，面色黧黑，其脉沉紧。方中用木防己、桂枝行气通阳散结，人参扶正补气，石膏清解郁热。如病重药轻，水饮内结，用原方无效，本方去石膏，加茯苓、芒硝泻利水饮。

7. 泽泻汤

泽泻汤中白术传，
心下支饮苦冒眩，

清阳不升浊不降，
健脾利水病自痊。

【注解】 本方有健脾利水的作用。主治痰饮中阻，其人苦冒眩。方中用泽泻利水除饮，引水下行；白术健脾制水，使水不生。

8. 厚朴大黄汤

厚朴大黄枳实用，
痰饮气滞互结中，
方在导滞轻行饮，
气行水消腹自空。

【注解】 本方由厚朴、大黄、枳实组成。有导滞泻实除水的作用。主治痰饮内蕴，气滞不通证。证见腹胀满，大小便不利。方中用厚朴，大黄导滞泻实，枳实理气除满。

9. 小半夏汤、小半夏加茯苓汤

小半夏汤用生姜，
水饮内停呕吐良；
若加茯苓治眩悸，
降逆利水和胃肠。

【注解】 小半夏汤有降逆和胃的作用。主治痰饮停留在胃，呕吐不渴。方中用半夏降逆化饮，生姜和胃止吐。若加茯苓健脾利水，则治呕吐，心下痞，眩悸证。

10. 五苓散

五苓散中猪茯苓，
白术泽泻桂枝呈，

水饮上逆悸眩呕，
下蓄小便不利行。

【注解】 本方由白术、泽泻、猪苓、茯苓、桂枝组成。有健脾化气利水的作用。主治瘦人脐下有悸，吐涎沫而癫眩；亦治脉浮，小便不利，微热消渴；或渴欲饮水，水入即吐。方中用白术、茯苓健脾补气，猪苓、泽泻淡渗利水，桂枝化气利水。

11. 己椒苈黄丸

己椒苈黄泻水方，
水饮停留在胃肠，
腹中胀满口干燥，
二便不利始可尝。

【注解】 本方由防己、椒目、葶苈、大黄组成。有逐水饮、利小便的作用。主治水饮停积在胃肠。证见脘腹满，口舌干燥，大小便不利。方中用防己、椒目导水从小便去，葶苈、大黄泻水从大便出。

12. 苓甘五味姜辛汤

苓甘五味姜辛汤，
咳嗽胸满支饮伤，
温肺化饮并除满，
止咳平喘是常方。

【注解】 本方由茯苓、甘草、五味子、干姜、细辛组成。有止咳平喘、温肺化饮的作用。主治咳逆倚息不得卧，胸满气塞。方中用干姜、细辛温肺化痰，茯苓、甘草、五味子止咳敛肺。

消渴小便不利、水气篇

1. 瓜蒌瞿麦丸

瓜蒌瞿麦白茯苓，
薯蓣附子亦共珍，
小便不利而苦渴，
清上温下相反成。

【注解】 本方由瓜蒌根、茯苓、薯蓣、附子、瞿麦组成。有清上温下的作用。主治水气病上燥下寒证。证见肢体水肿，小便不利，口渴。方中用瓜蒌根生津润燥解渴，附子温阳化气利水，山药健脾益肾，瞿麦、茯苓健脾利湿。

2. 蒲灰散

蒲灰散内君蒲黄，
再配滑石组成方，
小便不利皮水病，
瘀热夹湿致为恙。

【注解】 本方有清热利湿、化瘀通窍的作用。主治瘀热水肿，小便不利。方中用蒲黄凉血消瘀，滑石清热利湿。

3. 滑石白鱼散、茯苓戎盐汤

滑石白鱼乱发用，
利湿化瘀小便通，
若是脾肾都不足，
茯苓戎盐白术功。

【注解】 滑石白鱼散由滑石、白鱼、乱发组成。有利湿化瘀的作用。主治瘀热夹湿内结的小便不利。

茯苓戎盐汤由茯苓、白术、戎盐组成。有温肾健脾利湿的作用。主治脾肾不足的小便不利。

4. 猪苓汤

猪苓汤中用茯苓，
滑石泽泻阿胶臣，
小便不利水热结，
脉浮发热渴欲饮。

【注解】 本方由猪苓、茯苓、泽泻、阿胶、滑石组成。有利水滋阴的作用。主治热与水结小便不利。证见脉浮发热，渴欲饮水，小便不利。方中用茯苓、猪苓、泽泻淡渗利水，滑石清热利尿，阿胶养血滋阴。

5. 越婢汤、越婢加白术汤

越婢汤中枣生姜，
石膏甘草配麻黄，
风水恶风一身肿，
脉浮而渴自汗良。
若加白术为除湿，
里水脉沉始煎尝。

【注解】 越婢汤由麻黄、石膏、生姜、甘草、大枣组成。有发越水气、清泻热邪的作用。主治风水在表化热。证见恶风，一身悉肿，脉浮而渴，续自汗出。方中用麻黄、生姜发越阳气，石膏清泻热邪，甘草、大枣调和中气。

本方若加白术,则为越婢加术汤。有发汗除湿、清热消肿的作用。主治一身面目黄肿,其脉沉,小便不利。

6. 防己茯苓汤

防己茯苓用桂枝,
黄芪甘草五般施,
皮水为病肌肤肿,
四肢聂聂动可治。

【注解】　本方由防己、茯苓、桂枝、黄芪、甘草组成。有健脾利水消肿的作用。主治脾虚失运,水溢皮肤。证见四肢聂聂动,小便不利。方中用桂枝、茯苓化气利水;防己导水下行;黄芪、甘草补气健脾。

7. 甘草麻黄汤、麻黄附子汤

甘草麻黄里水用,
水饮犯肺身浮肿;
若加附子属少阴,
脉象沉小发汗通。

【注解】　甘草麻黄汤有发汗宣肺的作用。主治里水犯肺,肢体浮肿,脉浮,小便不利。

若加附子则名麻黄附子汤,为肾虚水饮犯肺,其脉沉小,身体浮肿,治疗当温肾发汗消肿。

8. 黄芪芍药桂枝苦酒汤

芪芍桂枝苦酒汤,
黄汗为病汗出黄,
发热汗出身体肿,
状如风水脉沉象。

【注解】　本方有扶正固表、祛除水湿的作用。主治黄汗湿困阳郁,身肿多汗,发热而渴。方中用桂枝、芍药调营卫;苦酒能泄郁热,黄芪实表止汗。

9. 桂枝加黄芪汤

桂枝汤中加黄芪,
身体疼重黄汗施,
小便不利心烦躁,
发汗解肌固卫剂。

【注解】　本方由桂枝汤加黄芪组成。有助阳解肌、调和营卫的作用。主治黄汗卫气不足,水湿侵犯。证见身痛而重,烦躁不安,汗出而黄。方中用桂枝汤调和营卫,加黄芪补气固表而止汗。

10. 桂枝去芍药加麻黄附子细辛汤

桂枝汤中去芍药,
加入麻黄附辛酌,
水在气分心下坚,
阴寒阳虚服之佳。

【注解】　本方由桂枝、生姜、甘草、大枣、麻黄、细辛、附子组成。有温散寒饮的作用。主治寒凝水停,心下坚,大如盘,边如旋杯。方中桂枝汤去芍药温表散寒,麻黄、附子、细辛温阳散里寒。

11. 枳术汤

枳术汤治气分病,
水停气滞脾失运,
散结理气健脾胃,

心下坚满如盘形。

【注解】 本方有理气健脾的作用。主治气分病,心下坚,大如盘。方中用白术健脾燥湿,枳实理气导滞。

黄疸、惊悸吐衄篇

1. 茵陈蒿汤

茵陈蒿汤用栀黄,

泻热利湿治疸黄,

寒热不食食则眩,

心胸不安热盛强。

【注解】 本方由茵陈、山栀、大黄组成。有清热利湿退黄的作用。主治谷疸热胜于湿。证见寒热不食,食即头眩,心胸不安,久久发黄。方中用茵陈、栀子清热利湿,大黄清热泻黄。

2. 硝石矾石散

硝石矾石研为散,

大麦粥服治黑疸,

身体尽黄额上黑,

少腹满急日晡寒。

【注解】 本方由硝石、矾石、大麦粥组成。有燥湿化瘀的作用。主女劳疸湿邪挟瘀证。证见膀胱急,少腹满,身尽黄,额上黑,足下热。方中用硝石活血消瘀,矾石燥湿除满。

3. 栀子大黄汤

栀子大黄枳豆豉,

泻热除烦是妙剂,

心中懊侬或热痛,

湿热上盛酒疸施。

【注解】 本方由栀子、大黄、枳实、豆豉组成。有清热除烦通腑的作用。主治酒疸湿热内盛,上冲于心。证见心中懊侬或热痛,大便秘小便黄。方中用栀子、豆豉清热除烦;大黄、枳实泻热除湿。

4. 猪膏发煎

猪膏发煎治诸黄,

胃肠燥结萎黄方;

妇人阴吹亦可用,

破瘀通便在润肠。

【注解】 本方有破瘀通便润肠的作用。既可治疗虚劳萎黄,瘀热内结,大便燥结证;亦可用治妇人阴吹,阳明燥结,腑气外泄证。

5. 茵陈五苓散

五苓散中加茵陈,

清热利湿退黄灵。

小便不利色晦黄,

湿重于热最相平。

【注解】 本方由五苓散加茵陈组成。有清热利湿的作用。主治黄疸病湿重于热。证见发热或不发热,肌肤晦黄,小便不利。方中用五苓散化气利湿,茵陈泻热退黄。

6. 大黄硝石汤

大黄硝石汤山栀，
黄柏泻热破瘀施，
黄疸腹满小便赤，
瘀热内结自通利。

【注解】　本方由大黄、黄柏、硝石、栀子组成。有清热破瘀通便的作用。主治黄疸瘀热内结。证见腹满，小便不利而赤，自汗出，大便秘。方中用栀子、黄柏清热利湿；大黄、硝石破瘀通脉。

7. 桂枝去芍药加蜀漆牡蛎龙骨救逆汤

桂枝汤内去芍药，
加入蜀漆龙牡酌，
火逆惊狂卧不安，
收敛浮阳安神觉。

【注解】　本方由桂枝、甘草、生姜、牡蛎、龙骨、大枣、蜀漆组成。有辛甘复阳、重镇安神的作用。主治因误用火劫亡阳而致惊狂，卧起不安。方中桂枝、甘草辛甘复阳，姜枣调和营卫，蜀漆化痰，龙骨、牡蛎重镇安神。

8. 半夏麻黄丸

半夏麻黄蜜制成，
水饮停胃上凌心，
心阳被遏心下悸，
宣肺蠲饮水自尽。

【注解】　本方有通阳消饮的作用。主治水饮凌心，心阳被遏的心悸证。证见心悸，气喘，咳嗽。

9. 柏叶汤

柏叶汤中用干姜，
艾叶童便四味相，
吐血不止属虚寒，
温摄咸降止血方。

【注解】　本方由柏叶、艾叶、干姜、童便组成。有温中凉血止血的作用。主治中气虚寒，气不摄血的吐血、衄血证。方中用干姜、艾叶温中摄血，柏叶、童便凉血止血。

10. 黄土汤

黄土汤中附地黄，
术草黄芩阿胶烊，
温脾摄血防虚脱，
先便后血远血良。

【注解】　本方由黄土、甘草、地黄、白术、附子、阿胶、黄芩组成。有温脾摄血的作用。主治中焦虚寒、气不摄血的便血证。方中用黄土、白术、附子温中摄血，甘草、地黄、阿胶养血补气止血，黄芩清余热防止诸药过温动血。

11. 泻心汤

泻心大黄黄连芩，
心火旺盛血妄行，
吐衄咳血诸不止，
泻心凉血血自停。

【注解】　本方由大黄、黄芩、黄连组成。有泻火凉血止血的作用。主治因心火旺盛，迫血妄行导致的吐血、咳血、衄血不止证。方中用大黄泻火导血下行，黄连泻心火，黄芩泻肺肝火，如火热衰退，其血自止。

呕吐哕篇

1. 茱萸汤

> 吴茱萸汤人参枣，
> 重用生姜温胃好，
> 阳明寒呕吐涎沫，
> 厥阴头痛皆能保。

【注解】　本方由吴茱萸、人参、生姜、大枣组成。有温中散寒、降逆平肝的作用。主治胃气虚寒，呕吐，胸满；亦治肝逆胃寒，头痛，吐涎沫。方中用吴茱萸、生姜温胃散寒，人参、大枣和胃补气。

2. 半夏泻心汤

> 半夏泻心枣人参，
> 甘草干姜黄连芩，
> 呕而肠鸣心下痞，
> 苦降辛开寒热平。

【注解】　本方由半夏、大枣、人参、甘草、干姜、黄连、黄芩组成。有苦降辛开、寒热平调的作用。主治呕吐寒热互结在冒，证见呕吐，心下痞，肠鸣。方中用黄芩、黄连苦寒清热降逆，半夏、干姜辛温开泄胃气，人参、甘草、大枣调补胃气。

3. 黄芩加半夏生姜汤

> 黄芩汤内甘芍呈，
> 阳明下利大枣寻，
> 干呕半夏生姜入，

胃寒肠热邪自尽。

【注解】　本方由黄芩、甘草、芍药、半夏、生姜、大枣组成。有清热和中、降逆止吐的作用。主治肠热胃寒的呕吐证。证见干呕，下利。方中用黄芩、白芍清热于下，半夏、生姜散逆于上，甘草、大枣安中补正。

4. 猪苓散

> 猪苓散中猪茯苓，
> 加入白术三味成，
> 呕吐思水病在上，
> 健脾利水饮自行。

【注解】　本方由猪苓、茯苓、白术组成。有健脾利水的作用。主治呕吐，病在膈上，思水者。方中用白术健脾化饮，猪苓、茯苓淡渗利水。

5. 四逆汤

> 四逆汤是救逆方，
> 甘草附子同干姜，
> 呕而脉弱小便利，
> 微热见厥可回阳。

【注解】　本方由附子、干姜、甘草组成。有回阳救逆、温中散寒的作用。主治阴寒内盛，格阳于外。证见呕而脉弱，小便复利，身有微热，见厥者。方中用附子回阳救逆，干姜温中散寒，甘草益气和中。

6. 小柴胡汤

小柴胡汤和解供，
半夏人参甘草从，
更用黄芩加姜枣，
呕而发热此方宗。

【注解】 本方由柴胡、黄芩、人参、甘草、半夏、生姜、大枣组成。有和解少阳的作用。主治邪在少阳，发热，呕吐。方中用柴胡、黄芩和解少阳，半夏降逆和胃，人参、甘草益气和中，生姜、大枣调和营卫。

7. 大半夏汤

大半夏汤用人参，
煎加白蜜亦共珍，
反胃呕吐大便秘，
补虚降逆润肠行。

【注解】 本方由半夏、人参、白蜜组成。有补气降逆、润燥通便的作用。主治虚寒反胃，朝食暮吐，暮食朝吐，大便秘结如羊屎。方中用人参补气益胃，半夏降逆止吐，白蜜润肠通便。

8. 大黄甘草汤

大黄甘草二味汤，
食已即吐服之良，
下既不通必上逆，
治疗大法在通肠。

【注解】 本方有泻火降逆、止吐和胃的作用。主治胃热上逆，大便秘结，呕吐不食，食入即吐。方中用大黄泻热通腑，甘草和中缓吐，如大便通畅，则呕吐自已。

9. 茯苓泽泻汤

茯苓泽泻汤桂枝，
甘草白术生姜施，
胃反呕吐渴饮水，
健脾化气利水治。

【注解】 本方由茯苓、泽泻、甘草、桂枝、白术、生姜组成。有健脾利水、降逆止吐的作用。主治胃中停水，脾失运化，膀胱不利。证见呕吐口渴，水入即吐，微热，小便不利。方中用白术、茯苓、泽泻健脾利水，生姜、甘草和胃降逆；桂枝化气利水。

10. 半夏干姜散、生姜半夏汤

半夏干姜研为散，
干呕吐逆吐涎痰。
半夏生姜两味汤，
似喘似呕似哕烦。

【注解】 干姜半夏散有温胃散饮的作用，主治干呕，吐逆，吐涎沫。

生姜半夏汤有温胃止呕的作用，主治似喘不喘，似呕不呕，似哕不哕，心中愦愦然。

11. 橘皮汤

橘皮汤中用生姜，
理气化痰胃气降，
干呕哕逆手足厥，
胃中虚寒痰气伤。

【注解】 本方有温胃降逆理气的作用。主治胃气虚寒，干呕逆，哕，手足厥者。方中用橘皮理气降逆，生姜温胃散寒。

12. 橘皮竹茹汤

橘皮竹茹汤人参,
生姜大枣甘草呈,
胃中虚热气上逆,
清热补虚降逆行。

【注解】 本方由橘皮、竹茹、人参、甘草、生姜、大枣组成。有清胃降逆补气的作用。主治胃中虚热。证见呕逆,微热微渴,脉虚数。方中用陈皮、生姜理气降逆,竹茹清胃止呕,人参、甘草、大枣补虚。

下利、肠痈、蛔虫篇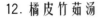

1. 小承气汤

小承气汤朴实黄,
下利谵语热结肠,
泻下热结腑气通,
通因通用治法良。

【注解】 本方由厚朴、枳实、大黄组成。有攻下热结的作用。主治阳明病热结旁流。其证下利稀水,发热神昏谵语。方中用厚朴、枳实导滞除满,用大黄泻下热结。

2. 桃花汤

桃花汤中赤石脂,
配入干姜和粳米,
下利不止便脓血,
温中补气涩肠使。

【注解】 本方由赤石脂、粳米、干姜组成。有温中涩肠固脱的作用。主治虚寒下利,便脓血。方中用赤石脂止利固涩,干姜温中祛寒,粳米健脾益胃。

3. 白头翁汤

白头翁汤秦连柏,
清热燥湿并解毒,
下利腹痛便脓血,
里急后重邪去速。

【注解】 本方由白头翁、秦皮、黄连、黄柏组成。有清热燥湿解毒的作用。主治湿热下利,腹痛,里急后重,大便脓血。方中用白头翁清热凉血解毒,黄连、黄柏清热燥湿,秦皮清热涩肠止利。

4. 栀子豉汤

栀子豆豉二味汤,
利后便烦虚热伤,
栀子清热豉解郁,
按之心下濡软象。

【注解】 本方有清热除烦的作用。主治下利后,心中懊恼烦躁不安。

5. 诃黎勒散

诃黎勒散和粥饮,
气虚不固气利病,
治当温中与固涩,
不愈补气加升清。

【注解】　诃黎勒研为末,和粥服下,治疗中气虚,大肠滑脱,若转矢气,则大便随矢气而利。服诃黎勒温肠固脱,粥汤健脾和胃。

6.薏苡附子败酱散

薏苡附子败酱用,
温阳解毒并排脓,
其身甲错腹皮急,
按之濡软形如肿。

【注解】　本方有温阳散结、利湿排脓解毒的作用。主治肠痈阳虚。证见其身甲错,腹皮急,按之濡,如肿状,脉数。方中用附子温阳散结,薏苡利湿排脓,败酱草活血解毒。

7.大黄牡丹汤

大黄牡丹汤桃仁,
芒硝瓜子相配成,
少腹肿痞按之痛,
发热恶寒脉迟紧。

【注解】　本方由大黄、丹皮、桃仁、芒硝组成。有泻热消痈、活血化瘀的作用。主治瘀热肠痈。证见少腹肿痞,按之即痛如淋,自汗出,复恶寒,其脉迟紧者。方中用大黄、丹皮、桃仁泻热活血化瘀消痈,冬瓜子、芒硝利

湿软坚破瘀。

8.甘草粉蜜汤

甘草铅粉和蜜糖,
蛔虫心痛吐涎尝,
发作有时痛不止,
杀虫安胃蛔尽荡。

【注解】　本方由甘草、铅粉、白蜜组成。有杀虫安胃的作用。主治蛔虫之为病,令人吐涎心痛,发作有时,毒药不止。方中用铅粉杀虫,甘草、白蜜解毒安胃。

9.乌梅丸

乌梅丸用细辛桂,
人参附子椒姜继,
黄连黄柏及当归,
温脏安蛔寒厥剂。

【注解】　本方由乌梅、细辛、附子、黄连、当归、黄柏、桂枝、人参、干姜、川椒组成。有温脏安胃杀虫的作用。主治蛔厥者,当吐蛔,令病者静而复时烦,此为脏寒,蛔上入膈,故烦,须臾复止,得食而呕,又烦者,蛔闻食臭出,其人当自吐蛔。方中乌梅安蛔止呕,蜀椒、桂枝、附子、干姜温脏散寒,黄连、黄柏清热杀虫,人参、当归补气养血。

妇人妊娠篇

1.桂枝茯苓丸

桂枝茯苓用桃仁,
牡丹芍药蜜丸成,

妊娠漏下癥痼害,
消癥去瘀胎自平。

【注解】　本方由桂枝、茯苓、牡丹、芍药、桃仁组成。有破瘀消癥的作用。主治妇人宿

有癥病,经断未及三月,而得漏下不止,为癥痼害。方中用桂枝通血脉,茯苓健脾益气,芍药调和营血,丹皮、桃仁活血化瘀。

2. 胶艾汤

胶艾汤中甘地黄,
川芎芍药当归藏,
妊娠下血为胞阻,
养血安胎保平康。

【注解】 本方由川芎、阿胶、甘草、艾叶、当归、芍药、干地黄组成。有养血安胎止血的作用。主治妇人有漏下者,有半产后因续下血都不绝者,有妊娠下血者,假令妊娠腹中痛,为胞阻。方中用四物汤补血养血,甘草补气安中,阿胶、艾叶养血止血。

3. 当归芍药汤

当归芍药散川芎,
苓术泽泻酒和冲,
妇人怀娠腹中痛,
杂病腹痛亦可宗。

【注解】 本方由当归、芍药、川芎、茯苓、泽泻、白术组成。有养血疏肝、健脾利湿的功用。主治妊娠肝气郁结,脾气虚弱引起的腹中痛;亦可用治妇人杂病腹痛。方中用当归、川芎养血和血,重用芍药舒肝活血,白术、茯苓、泽泻健脾利湿。

4. 干姜人参半夏丸

干姜人参半夏丸,
妊娠呕吐不止传,
胃中虚寒气上逆,

补气散寒降逆痊。

【注解】 本方有温中补气散寒降逆的作用。主治妊娠胃中虚寒导致的呕吐。方中用人参补中益气,干姜温胃散寒,半夏降逆止吐。

5. 当归贝母苦参丸

当归贝母苦参丸,
妇人妊娠小便难,
病因湿热注于下,
清肺利湿病自残。

【注解】 本方有清肺开上,清热泄下的作用。主治妊娠湿热下注,引起的小便不利,方中有当归养血安胎,贝母清肺开上,苦参清热利下。

6. 葵子茯苓散

葵子茯苓治水气,
利水消肿是佳剂,
妊娠水肿小便少,
实者可用虚者忌。

【注解】 本方有通利小便消除水肿的作用。如妊娠水肿属于水湿内盛的实证,可用本方治疗,如果是脾虚不运的虚证则当忌用本方。

7. 当归散

当归散治妇人妊,
术芍川芎与黄芩,
养血舒肝健脾胃,
妊娠常服胎自平。

【注解】 本方由当归、黄芩、芍药、川芎、白术组成。有养血清热健脾安胎的作用。是妊娠后常服的保胎方剂。方中用当归、芍药补肝养血,川芎养血理气,白术健脾化湿,黄芩清热养阴。

妊娠脾虚寒湿伤,
心腹时痛胎受害。

【注解】　本方是安胎常服的方剂,有健脾温中,散寒除湿的作用。可治疗因妊娠脾虚不运,寒湿内伤引起心腹时痛者。方中白术健脾燥湿,川芎和肝舒气,蜀椒温中散寒,牡蛎除湿利水。

8. 白术散

白术散亦能安胎,
川芎牡蛎及泽泻,

妇人产后、杂病篇

1. 枳实芍药散

枳实芍药治腹痛,
产后气滞血瘀用,
理气导滞兼活血,
亦治血瘀成疮痈。

【注解】　本方有理气活血的作用。主治气滞血瘀引起的产后的腹痛,烦满不得卧。方用枳实理气导滞,芍药养血活血。

2. 下瘀血汤

下瘀血汤首大黄,
桃仁䗪虫相配良,
产后腹痛瘀血滞,
下血破瘀痛自忘。

【注解】　本方由大黄、桃仁、䗪虫组成。有攻下瘀血的作用。主治产后瘀血腹痛。方中三药均为活血化瘀的猛药。

3. 竹叶汤

竹叶汤中防葛根,

桂枝附子桔人参,
生姜大枣同甘草,
产后正虚外感病。

【注解】　本方由竹叶、葛根、附子、大枣、生姜、防风、桔梗、桂枝、人参、甘草组成。有补气温阳、解表祛风的作用。主治产后阳气虚弱,外感风寒。证见发热,面正赤,喘而头痛。方中用葛根、桂枝、防风解表祛风,竹叶、桔梗清热宣肺,人参、附子、甘草补气温阳,生姜、大枣调和营卫。

4. 竹皮大丸

竹皮大丸用甘草,
石膏白薇桂大枣,
妇人产后乳中虚,
烦乱呕逆安中好。

【注解】　本方由竹茹、石膏、桂枝、甘草、白薇、大枣组成。有安中补虚的作用。主治妇人产后气虚,烦躁呕吐。方中用甘草、大枣安中补虚,石膏、白薇清虚热,竹茹除烦止呕。

5. 白头翁加甘草阿胶汤

白头翁治协热利,

产后下利亦可治,

须加阿胶和甘草,

养血益气攻补施。

【注解】 白头翁汤是治疗湿热下利的方剂,若产后下利也可用本方治疗。可以加甘草补气,阿胶养血,扶正祛邪。

6. 半夏厚朴汤

半夏厚朴汤茯苓,

生姜苏叶相配成,

咽中阻塞如炙脔,

化痰理气核自尽。

【注解】 本方由半夏、厚朴、茯苓、生姜、苏叶组成。有理气祛痰的作用。主治病因痰气交阻而成梅核气,其证咽中如有炙脔。方中用半夏、茯苓健脾化痰,厚朴、苏叶疏肝理气。

7. 甘麦大枣汤

甘草小麦大枣汤,

妇人脏躁是神方。

悲伤欲哭数欠伸,

形似神灵所作象。

【注解】 本方有养心气、益脏阴的作用。主治妇人脏躁,喜悲伤欲哭,象如神灵所作,数欠伸。方中用小麦养心气,甘草、大枣以甘缓急。

8. 温经汤

温经汤中芎归芍,

吴萸桂枝姜半夏,

人参甘草麦阿胶,

瘀血崩漏服之佳。

【注解】 本方由吴萸、当归、芍药、人参、桂枝、阿胶、丹皮、生姜、甘草、半夏、麦冬组成。有温经活血止血的作用。主治妇人年五十所,病下血数十日不止,暮即发热,少腹里急,腹满,手掌烦热,唇口干燥。方中用吴萸、生姜、桂枝温经行血,麦冬润燥滋阴,阿胶、当归养血止血,甘草、人参补中益气,川芎、芍药、丹皮活血止血,半夏祛痰降逆。

9. 土瓜根散

土瓜根散用桂枝,

芍药䗪虫四般施,

少腹满痛经不利,

活血化瘀调经治。

【注解】 本方由土瓜根、芍药、桂枝、䗪虫组成。有活血化瘀的作用。主治妇人经水不利,少腹满痛,经一月再见者。方中桂枝温通血脉,白芍养血和血,土瓜根、䗪虫活血化瘀。

10. 大黄甘遂汤

大黄甘遂汤阿胶,

逐水破瘀两法要,

少腹胀满如敦状,

小便微难服之消。

【注解】 本方有逐水破瘀养血的作用。主治妇人少腹满如敦状,小便微难而不渴,生后者,此为水与血俱结在血室也。方中用大黄破瘀行血,甘遂攻逐水饮,阿胶补血扶正。

11. 抵当汤

抵当汤治经不行，
大黄水蛭虻桃仁，
活血破瘀通经脉，
经闭实证效堪凭。

【注解】　本方由大黄、水蛭、虻虫、桃仁组成。有行血破瘀通经的作用。主治妇人经血不行，由于瘀血内停而致者。方中大黄、水蛭、虻虫、桃仁均为破血行血之品。